$T d \frac{58}{2}$

I 266

QUELS AVANTAGES

LA MÉDECINE-PRATIQUE

A-T-ELLE RETIRÉS

De l'Étude des Constitutions médicales
et des Épidémies ?

QUESTION

PROPOSÉE PAR L'ACADÉMIE ROYALE DE MÉDECINE DE PARIS,
POUR LE CONCOURS AU PRIX MOREAU DE LA SARTHE.

PAR

B. RISUEÑO DE AMADOR,

DE CARTHAGÈNE (ESPAGNE).

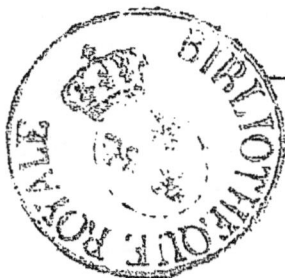

A MONTPELLIER,

DE L'IMPRIMERIE DE M.me V.e PICOT, NÉE FONTENAY, seule
IMPRIMEUR DU ROI, RUE PLACE LOUIS XVI, N.º I.

1829.

CONSIDÉRATIONS

GÉNÉRALES.

1.° « Le principal motif de la création de l'ancienne
» Société royale de Médecine, fut l'étude des
» épidémies et des épizooties ; et les premières
» paroles prononcées dans le sein de cette illustre
» association eurent pour objet la connaissance de
» ces maladies. »

Telles sont les premières paroles du rapport de
la commission de l'Académie royale, chargée de
rédiger un projet d'instruction, relativement aux
épidémies. En effet, si l'importance d'un objet doit
se mesurer par les soins que les Gouvernemens
donnent à son étude, certes, l'établissement d'une
association de médecins, dont le principal motif
est l'étude des épidémies, est un sûr garant de
l'intérêt qui doit exciter, chez les peuples et
les médecins, celui dont nous nous occupons
aujourd'hui. L'histoire de ces fléaux terribles qui
portent la désolation par tout où ils se montrent,
doit nécessairement émouvoir notre sensibilité,
toujours prête à compatir même aux malheurs individuels. Mais l'intérêt que nous y prenons s'accroît, et en raison du danger que nous-mêmes

sommes exposés à courir un jour, et en raison de la plus ou moins grande facilité de le conjurer. Les épidémies, en effet, sont des fléaux que rien n'arrête. Une ville armée et fortifiée peut bien se défendre contre des ennemis extérieurs ; mais une épidémie ne se fait pas annoncer. Il n'y a pas de villes sacrées pour elle, pas de véritable *palladium*. Aussi les historiens anciens et modernes ont constaté dans leurs pages , principalement destinées aux grandes révolutions politiques , l'existence de ces événemens plus funestes encore , de ces maladies meurtrières, aussi difficiles à prévenir, que rebelles à guérir. Nous devons à Thucydide , à ce fameux rival de Périclès , le récit de celle qui ravagea la Grèce en l'an 431 avant J.-C. L'auteur de l'histoire de la guerre du Péloponnèse , qui , mieux que tout autre, nous a fait connaître les mœurs , les lois et la politique de ces temps, nous a aussi transmis , avec son style mâle et sévère , les détails de ce terrible fléau. Des historiens de l'antiquité nous ont également conservé le souvenir de la peste qui fit de si affreux ravages dans l'armée avec laquelle Annibal, le petit-fils d'Amilcar , assiégea Agrigente, ravages dont lui-même devint la victime. Les malheurs que cette peste produisit dans l'armée des Carthaginois furent si grands , qu'ils n'hésitèrent pas à se rendre parjures. Tite-Live nous parle de celle qui désola Rome, l'an 461 de sa fondation, et dont le nombre des victimes fut considérable. Les médecins ont tiré des connaissances utiles de la description faite par Diodore de Sicile, de la maladie putride qui régna dans Carthage, l'an 334 avant J.-C. Lorsque cette ville, attaquée par la peste d'un côté, et, de l'autre, par les Africains révoltés, semblait toucher à sa ruine, le temps seul mit fin à la maladie, et les armes à la révolte. Nous connaissons aussi, par la même voie, l'histoire des peuples, celle qui sévit sur l'Orient, en 543 de notre ère, et dont Justinien lui-même fut atteint au milieu de ses préparatifs contre Totila, chef des Goths. Ces désastres ont parfois appelé l'attention des écrivains sacrés : des pères de l'église, entr'autres saint Augustin, nous ont parlé de cette épidémie occasionée par des monceaux de cadavres de sauterelles et qui ravagea l'Afrique. Mézerai nous a transmis l'histoire du catarrhe épidémique et malin de 1510, qui prit le nom de *coqueluche.* Tout cet exposé nous démontre quel a été, de tout temps, l'effroi dont les peuples ont été saisis par la présence de ces maux qui, comme les grandes inondations, ou bien comme les convulsions intérieures du globe, semblent menacer les masses d'une destruction aussi prochaine qu'inévitable.

2.° Les médecins ne doivent pas moins, dans l'intérêt de leur art, cultiver avec zèle l'étude des épidémies, qui leur présentent tant de résultats avantageux pour la science. Les épidémies, en effet, sont

à l'histoire médicale des peuples, ce que les révolutions politiques sont à l'histoire des empires. Ici
comme ailleurs, les histoires particulières ne sont
que des matériaux pour des histoires philosophiques
générales ; il faut qu'un esprit vaste et profond à
la fois, prenant le fil des événemens, puisse, au
milieu des désordres dont ils s'accompagnent, et
des résultats avantageux qu'on en a tirés, déduire
les lois de leur apparition, les causes de leur origine, les moyens de les prévenir ; savoir, en un
mot, comme le dit Pline, si la nature a soumis
à des lois les maladies elles-mêmes. L'histoire politique, comme celle des épidémies, fait voir en
grand et pendant un court laps de temps, des
événemens d'un ordre gigantesque, d'un intérêt
majeur, et pour la nation qui les éprouve, et pour
l'humanité en général. Aussi l'homme d'État, comme
le médecin qui, instruit d'avance par l'étude de ces
catastrophes, se sera mis à même d'arrêter ou au
moins d'en diriger le cours, aura une supériorité
incontestable sur celui qui, pris au dépourvu, flot-
tera au gré des vents, sans boussole, ni gouver-
nail, comme dit Maximilien Stoll en parlant des
constitutions médicales. On peut pourtant faire aux
historiens de notre art le même reproche que déjà
Voltaire, de son temps, et, à meilleur droit,
l'école historico-philosophique moderne ont adressé
aux historiens politiques de presque toutes les
époques. Tout occupés, en effet, ou des systêmes

qui ont dominé à diverses reprises dans le domaine médical, ou bien des détails dignes tout au plus de la biographie, ils n'ont pas seulement consacré quelques lignes à l'étude des épidémies, comme si les maladies populaires étaient des faits isolés, sans but et sans objet, sans lois, ni périodes, sans commencement, ni fin, incapables de donner prise à l'observation, de servir de base solide à une bonne induction analogique; ils les ont dédaignées, et la science s'en est ressentie. Faudra-t-il donc abandonner pour toujours leur contemplation, reléguer dans des bibliothèques les travaux des siècles, comme indignes de nous occuper, dans l'impossibilité où ils sont de nous instruire? Faudra-t-il qu'injustes envers nos devanciers, et plus encore envers la science, nous tombions dans un découragement que rien ne justifie? L'histoire, qui nous répond du passé, est là, et marque de son doigt la marche de l'avenir. Elle a conservé et nous a religieusement transmis, par des traditions orales et écrites, les noms révérés par la science, des auteurs qui se sont le plus occupés de cette étude. Elle nous dit que, de tout temps, les collections des faits où se trouvent consignées les histoires des maladies générales, ont été considérées comme les véritables fondemens de la science pathologique; que la même gloire est réservée à tous ceux qui auront l'idée d'accroître les matériaux de ces archives de notre destruction, où, à côté du mal, se trouve parfois le remède. C'est , en effet , le propre de l'histoire , que de laisser passer avec le temps tout ce qui n'est pas substantiel et vrai : tout ce qui est relatif à tel peuple , à telle époque ou à tel individu , meurt un jour. Le vrai , étant ce qu'il y a de plus absolu , jouit d'une vie illimitée. Voilà la cause de cet éloge qu'on a fait de l'auteur du 1.er et 3.me livre des épidémies , en disant que lui seul a mérité de survivre à l'ancienne physique, puisque lui seul a été également ancien et moderne. Et pourquoi tous les médecins n'ont-ils pas partagé de tout temps le goût pour cette étude qui a fait une bonne partie de la gloire d'Hippocrate , et presque le seul titre à celle dont Baillou, Sydenham, Ramazini , Stoll , Sarcone , Rœderer et Wagler jouissent à si bon droit ? Si personne ne met en doute les immenses avantages qu'un praticien doit retirer , lorsqu'il aura eu occasion d'être lui-même témoin d'une épidémie, qui peut insinuer seulement un soupçon sur l'utilité incontestable de l'étude des maladies générales pour ceux qui n'en ont pas été témoins? Aussi on n'a pas encore recueilli tout le fruit dont cette étude est susceptible ; cependant, au milieu de ces funestes désastres, que de puissans moyens de progrès, dit le rapport déjà cité. Quelle belle collection d'observations sur le même objet , et quelle base si solide à une bonne théorie des constitutions et des épidémies, si tous les médecins ayant suivi exactement le conseil donné par le divin vieillard dans le premier paragraphe de son traité des *Airs*, des *Eaux* et des *Lieux*, avaient employé sa méthode d'observations, réunissant et comparant les rapports météorologiques et nosologiques, les confirmant les uns par les autres, ou les rectifiant, selon les modifications du climat, de la saison, pour parvenir à des canons-pratiques invariables? Morgagni disait que la lecture des épidémies insidieuses qui ont ravagé des provinces à diverses reprises, était une étude nécessaire pour bien se conduire dans les cas douteux qui se présentent si souvent au début d'une maladie populaire. La méditation non interrompue de cet objet avait si bien servi au célèbre Stoll, à ce bel ornement de l'école de Vienne, qu'envoyé en Hongrie pour remédier aux épidémies qui désolaient ce pays, il acquit une telle habitude pour prédire leur retour par l'observation du ciel, qu'il en reconnaissait l'existence par des symptômes précurseurs que l'on n'avait pas observés avant lui. L'étude des épidémies, comme celle des constitutions médicales, fait voir sur une grande échelle ce qui n'apparaît qu'isolé dans les cas ordinaires. Jamais un fait particulier, quelque remarquable qu'on le suppose, ne pourra produire une entière conviction dans l'esprit. Si un auteur avait l'intention de perfectionner un point de pratique quelconque, de confirmer quelque précepte, ou d'infirmer une règle de clinique admise jusqu'alors sans contestation, ce ne serait pas sur un seul, ni même encore sur beaucoup de faits qu'il établirait ses prétentions : les règles de la plus sévère induction lui commandent de ne rien déduire que lorsque le nombre en est imposant. Or , je le demande , où peut-on trouver une analogie plus intime entre les faits , que parmi ceux qui, naissant sous l'empire de la même cause , se sont développés sous les mêmes circonstances , dans le même temps , ayant éprouvé l'influence des mêmes méthodes thérapeutiques, etc. ?

Je sais bien que cette étude n'est pas facile ; que l'observation météorologique, comparée avec la nosologique, présente des écueils à éviter ; que les épidémies , tant grandes que petites , et surtout les premières , ont une si grande variété d'effets et de phénomènes , sont si discordantes entr'elles , et dans leur origine , et dans leur apparition , et dans les circonstances qui les ont accompagnées , que souvent on est forcé de convenir avec soi-même que leur étude est une leçon qui nous révèle plus que toute autre chose, la fragilité de notre nature, à côté de la faiblesse de notre art. Mais ceci ne prouve que l'état actuel de la science sur cette partie , et n'implique rien pour les progrès de l'avenir. Plus les maladies présentent de. différences entr'elles, plus elles annoncent des modifications particulières dans la cause qui les produit , et plus elles éprouvent conséquemment la nécessité de varier les moyens qu'on doit leur opposer. Plus un ennemi est insidieux, plus il se cache sous tous les déguisemens propres à tromper notre active vigilance, plus il faut redoubler de zèle et d'ardeur pour le combattre. Nous devons bien étudier ces maladies, embrasser leur connaissance de la manière la plus large et la plus détaillée à la fois ; consigner tout, ne rien oublier, ce sera l'unique moyen de préparer des matériaux pour notre époque et pour l'avenir : tout se tient dans l'univers ; la discordance n'existe que pour celui qui ne peut y voir l'harmonie. Celle-ci ne se révèle pas toujours ; il faut souvent, dans les beautés de la nature, comme dans celles de l'art, aller la rechercher, la dégager des formes les plus variées sous lesquelles elle se masque ; s'il n'y a dans l'univers qu'une série d'effets qui deviennent causes, à leur tour, ce qui arrive aujourd'hui aura bien sa cause. Elle sera bien éloignée, si l'on veut, mais le passé doit la révéler jusqu'à un certain point. Nous pouvons appliquer la même philosophie pour présager les choses futures; c'est dans ce sens qu'il faut entendre la maxime éminemment philosophique de Leibnitz : « Le présent » est gros de l'avenir. » Nous en ferons souvent l'application à l'étude des constitutions médicales. Un phénomène de l'univers, qui ne tînt à rien, ni comme cause, ni comme effet, serait un fait incompréhensible à la raison humaine. La liaison qui l'unit à cet ensemble est, en effet, bien souvent

difficile à saisir; au premier abord, l'analogie entre la pomme qui tombe, la terre qui parcourt son orbite autour du soleil, et les eaux de l'Océan qui s'élèvent périodiquement, est bien faible ; mais un beau génie démontre, au contraire, que cette analogie est très-forte, et le systéme du monde est expliqué. Encore un coup, les recherches de cette nature ont un degré de difficulté qui leur est propre, non-seulement par rapport à l'objet dont elles s'occupent, mobile par lui-même, variable à l'infini, et sujet à des changemens sans nombre que la nature inorganique n'éprouve pas, mais encore à cause des dangers qui les entourent : c'est au milieu de la destruction qu'il faut aller saisir les lois de la vie ; c'est lorsqu'on a le cœur navré par le spec- tacle des malheurs publics, qu'il faut avoir l'esprit assez calme pour deviner les causes, épier un symptôme, confirmer une théorie ; c'est en s'ex- posant soi-même à la contagion, qu'il faut aller chercher sa nature. Mais, comme l'a très-bien dit M. Double, rapporteur de la commission déjà citée :
« Le médecin doit savoir braver quelques dangers
» quand il s'agit de la tranquillité d'une popula-
» tion entière, ou du salut de toute une armée.
» Il faut que dans la société chaque individu sache
» trouver en lui-même le courage de son état, et
» le courage du médecin consiste à affronter les
» dangers de la contagion au milieu des épidémies,
» de même que le courage du soldat lui fait affronter

» la mort au milieu des combats. » Paroles qui
doivent servir de loi à tous les médecins , et qui
font le plus bel éloge de la conduite d'Hippocrate ,
de Baillou et de Forest , et la critique la plus juste
des procédés bien moins honorable de Galien, de
Sydenham et de tant d'autres, en pareilles circonstances.

3.° L'utilité de cette étude a été si bien sentie ,
que l'Académie , dans l'ensemble des questions de
haute philosophie médicale qu'elle a proposées aux
concurrens, aussi-bien que dans celle qui nous est
tombée en partage , veut toujours rattacher à la
pratique de l'art les données que l'observation peut
avoir recueillies. Elle a voulu aussi nous faire voir
par-là, que la théorie et la pratique doivent se
donner la main ; que chacune d'elles n'existe qu'à
condition de voir l'autre à son côté ; que toutes
deux ne sont que deux traits différens et non opposés du même tableau ; que la théorie d'une
science , c'est-à-dire , sa philosophie , ne peut être
aussi légèrement accusée qu'on le fait de nos jours,
de n'être qu'un superflu dans son domaine ; que si ,
d'un côté , la philosophie est stérile quand elle ne
descend pas aux applications-pratiques, d'un autre,
celle-ci, réduite à des procédés purement artistiques,
risque de ne jamais faire un pas , de ne jamais se
constituer en corps de doctrine digne du nom de
véritable science. Elle a voulu nous faire sentir que
l'emblème de deux échelles , l'une ascendante et

l'autre descendante , par lequel Bacon a si heureu-
sement représenté la liaison entre les vérités générales et les faits individuels , reçoit une complète
application dans l'étude théorique et pratique des
sciences ; que l'esprit du siècle enfin , étant éminemment philosophique , c'est-à-dire , voulant se
rendre un compte raisonné de tout pour faire des
applications à toute chose , cela seul est utile , qui
est animé de son esprit , qui devine ses besoins et
suit sa tendance.

Quels sont les points que la médecine-pratique
peut avoir un intérêt direct à éclairer par l'étude
des constitutions médicales et des épidémies ?

Telle est la question qui a dû naturellement se
présenter à l'esprit après la lecture de celle que le
sort m'a désignée. Or , cette question suppose cette
autre :

Qu'est-ce que la médecine-pratique se propose ?

Elle se propose sans doute de *connaître* les maladies pour les *traiter* , afin de pouvoir les *guérir*.

Mais connaître une chose n'est que savoir en
quoi elle ressemble , et en quoi elle diffère de tout
autre ; il y a donc des ressemblances et des différences à observer et à saisir ; il y a donc des analogies et des oppositions. Cependant elles ne sont
pas toujours apparentes ; il y a souvent des analogies de rapport , quand il y a opposition directe
des phénomènes : le baromètre a été observé très-
bas , et par un gros froid et par une forte chaleur;

nous voilà donc obligés de remonter plus haut
que les faits ; nous y voilà dans le passage des
sensations présentes aux sensations passées ; du
domaine des *faits* à celui de leurs *causes*, qui sont
encore des faits. Or, dans les sciences on ne peut
aller au-delà des *causes*, on ne peut même les
étudier, philosophiquement parlant, que dans les
phénomènes qu'elles produisent ; et pour nous
borner aux maladies populaires, dans les variétés
des formes qu'elles revêtent, la nature présumée
de la maladie restant la même ; dans la succession
d'actions morbides qui les composent ; dans ses
alliances avec d'autres affections; dans le pas lent
ou rapide avec lequel elles ont parcouru leur
course ; dans l'état où elles ont trouvé les forces
radicales et agissantes, celui dans lequel elles les
ont mises, par suite du caractère ou génie morbifique qui leur est propre; dans les résultats critiques
ou non, produits par les méthodes naturelles, analytiques ou empyriques employées ; dans les voies
de solution spontanée de l'épidémie elle-même ;
dans les altérations organiques, enfin, que dans
le cas d'événemens funestes elles ont dû imprimer
à l'économie. Voilà, en raccourci, ce que la médecine-pratique se propose, un cas individuel étant
donné, et ce que nous tâcherons d'appliquer aux
maladies populaires. C'est, si je ne me trompe,
l'unique méthode pour bien apprécier *les avantages
que la médecine-pratique a retirés de l'étude des
constitutions médicales et des épidémies.*

La rédaction concise et lumineuse à la fois de
cette question exigeait sans doute de moi une méthode par laquelle je remontasse constamment à la
nature des choses , elle exigeait de cette même
méthode de ne jamais avancer un principe , quel
qu'il fût , sans pouvoir immédiatement l'appliquer
à la pratique ; en sorte que , toujours comparée
avec les faits connus , il pût puiser dans son utilité même le fondement de son existence. C'est
qu'en effet, comme nous l'avons déjà pressenti ,
l'étude des faits ne suffit pas plus à l'esprit, que
l'étude des principes , quand ils ne se fécondent
pas par une alliance mutuelle et réciproque. On
peut connaître une foule de définitions de géo-
métrie , qui, dans cette science, tiennent lieu de
principes, comme on sait , et être fort ignorant en
mathématiques : on peut savoir que l'affinité est le
principe d'où découlent tous les faits chimiques ,
et ne pas connaître grand'chose de cette science. Je
conçois bien toute la difficulté qu'il y a à suivre
cet enchaînement , et voilà pourquoi je m'em-
presse d'avertir que si quelqu'un n'était pas satisfait de tout ce que je vais dire touchant les maladies populaires , il ne faudrait pas qu'il se crût
en droit de rien inférer contre l'utilité de leur
étude ; il pourrait seulement conclure que la disser-
tation sur la question qui nous occupe est encore
à refaire. Plus je considère , en effet, la nature et
l'étendue de la question, et plus je m'humilie devant

mon néant. Il faudrait, en effet, pour la traiter dans son véritable esprit, un de ces hommes qui, sans être étranger à aucun fait, pût embrasser, dans des vues philosophiques d'une étendue illimitée, l'immense histoire des maladies populaires, avec tous les accessoires qui les accompagnent; un homme qui, semblable à l'auteur du premier et troisième livre des épidémies, fût capable d'élever cette partie de l'art à la dignité des sciences, pour nous servir des paroles appliquées à Hippocrate par un littérateur philosophe. Or, si j'ai réussi à esquisser le portrait d'un tel homme, j'ai obtenu par avance l'indulgence de mes juges.

Avantages que la Médecine-Pratique a retirés de l'Étude des Constitutions médicales et des Épidémies, sous le rapport des causes.

Verè scire est per causas scire.

Bacon.

4.º Pourquoi faut-il qu'un des objets d'étude les plus féconds en résultats-pratiques, soit un des plus difficiles à aborder ? Pourquoi faut-il que l'étude des maladies générales soit hérissée de tant d'obstacles, entourée de tant de dangers ? Comme si ce n'était pas assez déjà pour la pauvre humanité, que de supporter ces fléaux, il faut encore que le désir seul de les connaître, pour pouvoir les éviter, réveille aussi l'idée du danger auquel on s'expose ; et encore si, à côté de ces obstacles, on voyait un avantage réel pour la science dans la découverte des causes, de la nature et des moyens infaillibles à opposer à la destruction ! Mais, hélas ! c'est souvent pour revenir au point d'où l'on était parti ; c'est pour confirmer notre ignorance, ou pour mieux la raisonner souvent, que l'on a ainsi affronté tout ce qu'il y a de plus dangereux. La connaissance des causes productrices des maladies générales serait sans contredit d'un haut intérêt pour la science. Connaître , en effet , ces causes , serait sans doute remonter jusqu'à l'origine même des maladies populaires. Ce serait assister à leur pathogénie , être témoin de leur formation ; et quelle lumière ne jaillirait pas sur les autres problêmes que l'esprit humain se propose dans l'étude de ces affections ! Comment , en effet , sans remonter à la cause essentielle, c'est-à-dire, à la nature même de la maladie , pouvoir établir une thérapeutique passable et tout-à-fait exempte d'un empirisme dégoûtant ? Et pour fournir un exemple familier à tout le monde , par combien de causes l'appareil des symptômes que nous appelons Pleurésie , peut-il se produire ? Nous suffira-t-il de savoir qu'il y a toux , point de côté , oppression dans la respiration , etc. , pour établir un plan curatif que la science ne puisse pas désavouer ? Alors le premier garde-malade peut dignement remplacer le plus habile des médecins ; ou bien nous faudra-t-il , par l'analyse la plus exacte , qui ne décompose que pour mieux recomposer , nous faudra-t-il , dis-je , démêler sa cause essentielle dans l'existence d'un vice rhumatismal, dans une constitution atmosphérique, catarrhale , dans un véritable état inflammatoire , etc. ? Sera-t-il inutile de rapprocher la cause de son effet , la conséquence du principe qui l'a engendrée ; en un mot, faudra-t-il, dans l'étude des causes des maladies populaires, mériter le reproche que déjà de son temps Bacon faisait aux empiriques de toutes les sciences,

de ne faire qu'accumuler les expériences ? Ou bien
faudra-t-il que , fidèles à sa méthode , nous dédui-
sions des faits et des expériences les causes et les
axiomes qui nous conduisent encore à de nouveaux
faits et à des nouvelles expériences ? Laissant donc
de côté l'étude des causes efficientes à laquelle les
Anciens s'étaient trop adonnés , fidèles à la marche
suivie par Hippocrate , nous ne poursuivrons que
l'étude des causes physiques, c'est-à-dire , la liaison
constante et non pas *nécessaire* des faits entr'eux.
C'est à cette sagesse de logique , c'est à la retenue
dans toutes ces déductions , qu'Hippocrate doit
encore les louanges que vingt-deux siècles n'ont pas
cessé de lui prodiguer. Ses observations sur les
maladies populaires, sur l'influence du climat et
des saisons , aussi-bien que sur la combinaison de
tous ces agens , n'ont pas encore vieilli : en les
parcourant, on croit lire des ouvrages du 19.me siècle,
et l'on oublie que leur auteur était le contemporain
de Socrate et de Platon. Cette différence si remarquable entre les travaux d'Hippocrate et ceux de
presque tous ses devanciers ou successeurs , tient
sans doute à la nature des causes , à la recherche
desquelles Hippocrate s'était consacré. Le divin
vieillard n'a jamais voulu démêler par quel rapport
nécessaire un fait tenait à un autre fait; quel lien
caché il y avait entre une constitution atmosphérique donnée et une constitution nosologique régnante. Il lui a suffi de constater leur correspon-

dance invariable. C'est, du reste, tout ce que l'humanité a besoin de connaître, et tout ce que la saine raison est en droit d'exiger. Pour nous, pour le besoin de la vie, comme pour l'avancement des sciences, il nous suffit de pouvoir reconnaître l'enchaînement des phénomènes, de pouvoir assigner cette liaison elle-même comme une loi dont sans doute ils ne s'écarteront pas dans l'avenir ; car la continuation des lois qui gouvernent le monde au physique comme au moral, est une donnée de la raison, sans laquelle nous ne ferions un pas ni dans la vie sociale, ni dans l'étude des sciences. Si donc une fois nous sommes parvenus, par analogie, comme par induction, à reconnaître, par exemple, que telle maladie populaire se montre le plus souvent sous l'empire de telles ou telles causes, nous pourrons porter l'art de connaître le présent, et présager l'avenir, aussi loin que l'analogie s'étend dans l'univers. Nous pourrons être placés au même rang (la différente nature des objets prise en considération) que celui qui prédit la révolution des astres, le retour de certaines constellations, l'apparition de certains météores, le résultat de certaines combinaisons chimiques, etc. Et voici, pour le dire en passant, un argument contre cette prétendue incertitude de notre art, malgré toutes les différences de nature qui caractérisent l'objet de nos études, malgré tous les changemens dont il est susceptible, et dont les savans des autres professions nous tiennent si peu compte.

5.° L'homme n'est point isolé dans ce vaste univers; s'il peut agir sur la nature et la modifier pour son usage, la nature aussi réagit à son tour sur l'homme, et cette réaction ne laisse pas d'être souvent au détriment de notre espèce.

Énumérer tout ce qui sert de soutien à notre existence, c'est déjà faire le catalogue des causes qui peuvent la troubler. Nous trouverons donc ces causes dans l'ensemble comme dans chacun des modificateurs extérieurs de notre économie, et nous pourrons leur donner le nom d'externes, pour bien les distinguer de ces autres qui tiennent à notre organisme même; de ces *prédis-positions*, qu'on peut appeler déjà le premier degré de la maladie. Nous voulons encore ne pas les confondre avec celles qui peuvent naître de la maladie elle-même, et se former sous ses lois: je parle de la *contagion*.

L'auteur de l'histoire de l'astronomie fait remarquer en plusieurs occasions, que, « pour juger des idées » philosophiques reçues à une époque particulière, » il serait nécessaire de posséder le dictionnaire » de cet âge, qui montrât les différentes nuances » que les termes avaient reçues de la mode ou de » la tradition.» Cette remarque, pleine de sens, peut s'appliquer à notre sujet. La signification des mots *épidémie*, *endémie*, *pandémie*, etc., a varié et varie encore de nos jours. Quelle différence entre la signification de *pestilentiel*, lorsqu'on lit Hippocrate et Baillou! Le premier, fidèle à sa méthode, appelle tout bonnement de ces noms les maladies très - meurtrières. Or, Baillou veut n'accorder cette dénomination qu'à celles qui tiennent à l'influence maligne des astres. On sent combien la destination naturelle du langage est intervertie, quand les choses en sont venues à ce point. Il est en effet bien difficile de s'entendre, quand à des idées différentes on assigne les mêmes mots, ou bien quand des mots divers ne représentent que la même idée. On peut aisément alors soutenir les opinions les plus contradictoires, les mots ayant perdu leur signification propre ; c'est une monnaie qui, représentant des valeurs différentes, ne saurait avoir cours. Dans l'objet qui nous occupe, il y a une difficulté spéciale, c'est qu'une maladie qui sera endémique dans son origine, pourra devenir épidémique dans l'endroit même ou ailleurs : parfois aussi les épidémiques paraissent préférer certains pays, après en avoir parcouru d'autres. C'est le cas, dit-on, des affections catarrhales devenues comme endémiques à Lyon, depuis une épidémie de cette nature, qui parcourut une grande partie de l'Europe à la fin du siècle passé. Devrons-nous appeler épidémies seulement celles qui, peu fréquentes, surtout de nos jours, ne se montrent que pour attaquer presque tout le monde, mais

dont la cause est plus ou moins cachée , et qui ont
une rapidité et une uniformité qui leur est propre?
Mais, dans ce cas, qui pourrait bien être celui
des maladies que Sarcone observa dans l'été de
1764, et Rœdérer dans les hivers de 1761 et 1762,
quel nom réserver aux maladies plus bénignes ,
mais déjà bien générales, qui précédèrent l'une et
l'autre constitution épidémique ? Quel nom donner
à ces diarrhées, à ces dysenteries qui annoncèrent
à Gœttingue l'apparition de la fièvre muqueuse, à
ces rhumatismes si communs qui précédèrent les
fièvres malignes bien plus redoutables , décrites
par l'observateur Napolitain ?

Diviserons-nous une même constitution pour lui
donner le nom de *petite stationnaire*, quand elle
commence, et celui d'*épidémique* quand elle est à
son *maximum*? Quelle dénomination pourrions-
nous alors réserver à ces autres maladies si remarquables dans leur nature, comme la *suette*, ou dans
leur apparition comme la *grippe*, et comment les
distinguer des épidémies dont nous venons de parler?
Quelques difficultés du même genre se présentent
aussi pour la dénomination des maladies des saisons.
Nous sommes loin de vouloir leur donner le nom
d'*épidémique* que Huxham et Sydenham leur ont
assigné. Les épidémies règneraient alors et dans tous
les lieux et dans tous les temps, puisque partout le
retour des saisons amène celui de quelques maladies,
comme celui des fruits propres à certaines époques de

l'année. Nous adoptons le nom de *catastatique* donné
par M. Double , puisqu'il exprime assez bien
la nature de ces maladies dépendantes de la
constitution atmosphérique , et qui par conséquent
les distingue de toutes les autres. Mais faudra-t-il
réserver ce nom pour celles qui sont le produit
immédiat de la saison régnante ? Faudra-t-il les
retrancher quand nous serons obligés de rechercher
leur cause dans l'influence des saisons précédentes? Et quel sera le terme de cette recherche ?
Y en a-t-il un au-delà duquel la dénomination de
catastatique ne puisse pas être employé ? S'il faut
en effet changer ce nom en celui d'*épidémie*, toutes
les fois qu'il faudra aller rechercher la cause plus
loin que dans la saison régnante, nous risquerons
peut-être de ne donner rigoureusement à aucune ,
la dénomination de *catastatique*, puisque le plus
souvent la constitution actuelle se trouve influencée
par les précédentes. Si, d'un autre côté , on adopte
la dénomination de *catastatique*, non-seulement pour
celles qui reconnaissent l'influence de la saison
actuelle, mais encore pour celles dont il faut chercher la cause dans les constitutions précédentes,
nous tomberons dans l'inconvénient de nommer
catastatiques ou *petites épidémies* de Galien et de
Fouquet , celles qui ont régné à Naples en 1764,
et dont les causes remontaient , d'après Sarcone ,
à l'automne de 1763 qui fut sec irrégulier et
froid : même inconvénient pour celles de Gœt-

tingue. Or, on sent bien que des maladies si meurtrières ne méritent d'autre nom que celui d'*épidémiques*.

Quelle est la conséquence naturelle de tout ceci ?
Que l'on ne doit pas s'attendre à une rigueur plus
scrupuleuse dans nos dénominations, que celle qui
se trouve dans les faits eux-mêmes. Les phénomènes
de la nature, en effet, ne suivent pas une marche
si compassée ; ils se développent et ils ne se
classent pas, ils marchent sans se diviser. Soyez
témoins de l'apparition du jour. Indiquez-moi, si
vous le pouvez, le moment où la nuit a disparu,
et celui où la lumière va briller ? Dites-moi, si vous
le pouvez, à quel jour fixe l'hiver fait place au
printemps, et l'été à l'automne ? Même marche
dans l'histoire des peuples, comme dans la vie
physique et morale des individus. Cela n'empêche
pas que chaque époque, que chaque saison, que
chaque constitution médicale n'ait son caractère
et sa couleur propres ; mais elles se succèdent par
des nuances qu'il est aussi difficile de déterminer,
qu'utile de ne pas perdre de vue. Nos dénominations
doivent donc, je le répète, se ressentir de ce
caractère de variété propre à l'objet qui nous
occupe; nos langues, du reste, ne pouvant mieux
peindre toutes les phases d'un objet, que de décrire
toutes les nuances de nos sentimens.

On a voulu de tout temps classer les épidémies
par leurs causes, et si nous exceptons Hippocrate,

la plupart des auteurs, tels que Fernel, Baillou, Sydendam, Raymond de Marseille et M. Fodéré, l'ont tenté avec plus ou moins de succès. Cette tentative, toute difficile qu'elle puisse paraître, est bien excusable sans doute. On dirait que la cause soit ici plus importante à connaître que partout ailleurs; je dis même plus facile, puisqu'elle est plus générale. Et parmi tous les agens, l'air a été celui qui a porté le plus souvent le poids de l'accusation. La facilité avec laquelle il se déplace, sa vélocité, la propriété conductrice qui le rend apte à devenir le réservoir de toutes les émanations organiques ou inorganiques qui s'échappent de notre globe, paraissent justifier ce reproche.

Après Hippocrate, Baillou est le premier qui se soit occupé avec fruit de l'étude des constitutions médicales. Sydenham et Raymond de Marseille, ont fait des observations d'après lesquelles on serait porté à admettre des *fièvres* qui peuvent se prolonger pendant six mois. Le premier de ces auteurs les appelle *stationnaires;* mais si, par une ressemblance toute nominale, nous pensions trouver la même idée lorsque ce nom est employé par Raymond, nous tomberions dans l'erreur. L'observateur de Marseille, en effet, appelle *épidémiques* ces fièvres auxquelles Sydenham donnait le nom de *stationnaires*, et il réserve ce dernier mot non pas pour des maladies, mais bien pour des modes de maladies qu'ils distingue en *fort* et en *mou*, et qui auraient régné pendant dix-neuf ans chacun. Sydenham avait deux choses à examiner, une maladie étant donnée : 1.º la nature de la fièvre stationnaire (épidémique de Raymond); 2.º la nature des intercurrentes, c'est-à-dire, de celles qui n'appartiennent qu'aux saisons. Raymond avait une inconnue de plus à déterminer dans le problème; c'était le mode *régnant*, *mou* ou *fort*. C'était pour ainsi dire, la division des *classes*, qui comprenait celle des constitutions épidémiques (stationnaires de Sydenham) dont il n'admettait que trois espèces primitives, savoir: l'*inflammatoire*, la *putride* et la *catarrhale*; venaient après les inter-currentes ou maladies des saisons. Fouquet a voulu nommer, d'après Galien, *grandes épidémies* les stationnaires de Sydenham, ou soit les trois genres *inflammatoire*, *putride* et *catarrhale* de Raymond; et par opposition, *petites stationnaires* ou *petites épidémies*, celles des saisons qui souvent ont aussi un caractère qui leur est propre. Nous serait-il permis de faire à ce propos une simple réflexion? La dénomination de *grandes épidémies* peut aussi-bien s'appliquer aux *stationnaires* de Sydenham qu'à la *grippe*, par exemple, qui régna sur tout le globe en 1732, ou à la *suette* qui parut en Hollande et ne dura que cinq jours. En effet, la déno-mination indiquée peut aussi-bien s'appliquer à une maladie qui a sévi long-temps sur un lieu donné, et à celle qui, rapide quant à la durée, a parcouru un rayon considérable; on pourrait bien y remédier en ajoutant la qualification de *stationnaire* pour celle de la première espèce, et d'*insolite*, comme le veut Boyer, pour la seconde; mais le mot *stationnaire* ayant été consacré surtout par Raymond, pour exprimer, non pas des maladies, mais bien des *modes*, il est convenable de ne pas le détourner de cette signification. Voilà pourquoi le mot de *fixe*, ajouté à celui de *grande épidémie*, pourrait fort bien rendre l'idée qu'on se fait de ces épidémies qui ont sévi pendant quelque temps, un ou deux ans, par exemple, sur un même pays. Réservant alors celui d'*insolite* pour celles qui n'apparaissent que rarement, et qui sont surtout remarquables, tant par l'étendue du pays qu'elles parcourent, que par d'autres circonstances rares qui les accompagnent. Du reste, la considération du plus ou moins grand nombre d'individus attaqués me paraît très-propre à jeter quelque lumière sur ces classifications. Ainsi les maladies des saisons, celles qui dépendent des qualités de l'atmosphère, attaquent, en général, un grand nombre d'individus; mais quelle différence avec celles qu'on appelle proprement *épidémiques*, et où le plus grand nombre en est atteint. Nous adopterons donc le nom de *catastatique*, pour désigner celles qui tiennent à la nature même des qualités atmosphériques actuelles, réservant, avec M. Double, celui d'*épidémiques* pour toutes celles dont les causes ne tiennent qu'aux saisons précédentes, surtout quand elles deviennent à la fois et plus répandues et plus meurtrières. Cette dernière considération est d'autant plus puissante, qu'en effet tous les auteurs dans leurs divisions ont donné une place à cette circonstance. Ainsi, Raymond voulait qu'on appelât *maladies régnantes générales*, celles dépendantes des saisons précédentes, mais qui ne sont ni meurtrières, ni trop répandues.

Un des grands avantages qu'on peut avoir retirés de l'étude des constitutions médicales et des épidémies, c'est de savoir l'importance que l'on doit accorder dans la pathogénie des maladies populaires, aux observations météorologiques, ainsi qu'au climat. Certes, lorsqu'on pense que la pression exercée par l'air sur un corps de quinze pieds de surface est de 32,505 livres, et que la variation d'une seule ligne dans la hauteur du mercure fait un changement de 138 livres dans la pression de l'air, on trouve qu'avec le temps ces recherches peuvent devenir utiles. A la vérité, on a vu souvent, les vents soufflant avec impétuosité, le mercure s'élever dans le baromètre, et d'autres fois s'abaisser sensiblement. Je sais bien qu'il a été observé très-bas par un gros froid et par une forte chaleur. Cependant, malgré ces faits, en apparence contradictoires, on a appris, par l'observation barométrique, que plus l'air est dense et conséquemment comprimé, plus est grande la quantité d'eau nécessaire pour que la dissolution soit au point de saturation. Elle nous explique, du reste, le rapport entre les variations atmosphériques et celles du baromètre, et il n'y a plus lieu de s'étonner de voir succéder la pluie à la dépression de la colonne de mercure, sans un abaissement sensible de température. Nous en dirons de même pour tous les corps contenus dans l'atmosphère. Dans les Mémoires de l'Académie de Berlin, pour 1768, on trouve que Lambert, d'après la différence qui existe entre la propagation réelle du son et celle donnée par la théorie, a estimé que si l'on considérait un pied cubique d'air comme composé de 684 parties, il y en aurait 222 de matières étrangères, c'est-à-dire, à peu près un tiers. Cependant, on a cherché, surtout dans ces derniers temps, à prouver l'influence de la combinaison des divers gaz avec l'air; et s'il est vrai que parfois l'hydrogène carboné se dégage en grande quantité des marais, bientôt il n'est plus appréciable à nos meilleurs eudiomètres; ils en saisissent à peine des atomes. Ainsi donc, dans l'état de nos connaissances physiques, les moyens les moins faillibles de reconnaître l'influence des météores sur l'économie, est l'observation directe de leur action sur l'organisme. M. Fodéré a observé, et Deluc l'avait fait avant lui, qu'à des mouvemens rapides d'abaissement ou d'élévation du baromètre, mouvemens qui avaient lieu dans des pays classés à des latitudes très-diverses, il ne correspondait pas de changemens dans la santé publique. Un apparte-

ment où une chaleur suffocante, produite par un
rassemblement d'un grand nombre d'individus,
nous empêche d'entrer, doit avoir un air vicié, et
nos instrumens devraient nous faire apprécier son
altération. Eh bien! à peine nous révèlent-ils un
léger changement dans le principe qui constitue
l'air respirable.

Les vents ont sans contredit une grande influence
dans la production des maladies ; on connaît les
terribles effets du karmatan pour les personnes
bien portantes. Or, ce même vent guérit radica-
lement les fièvres intermittentes, fait disparaître les
épidémies des rémittentes, et empêche même l'infection artificielle en Afrique. Aux Antilles, un fort
orage fait suspendre ou cesser tout-à-fait la fièvre
jaune. A Paris, le même météore fait avancer de plusieurs heures les accès de fièvres intermittentes.
Quelle conclusion tirer de tous ces faits en apparence contradictoires? La conclusion est la suivante :
Les sciences physiques ne doivent pas être nos
guides, mais bien nos auxiliaires dans l'étude qui
nous occupe ; dans ce que nous leur emprun-
tons, nous ne devons prendre que ce qui est définitivement avéré, ce qui ne souffre aucune contradiction parmi les physiciens eux-mêmes ; enfin le
meilleur moyen de ne pas tomber dans l'erreur,
c'est de nous dresser à l'exacte observation des effets
directs, tant physiologiques que pathologiques,
que les divers modificateurs peuvent produire sur

l'économie. Les animaux vivans, en effet, sont bien plus susceptibles que les meilleurs instrumens. La lumière réfléchie par la lune fait contracter la pupille, tandis que jusqu'à ce jour on l'a trouvée inhabile à exercer son influence sur tout autre corps. Ces faits ne doivent pas être oubliés dans la théorie, qui prétend rendre compte de certains phénomènes de l'organisme par l'existence d'une force vitale qui lui est propre.

6.º Les saisons, comme les climats, exercent une action incontestable sur toutes les productions. Notre objet est de nous occuper plus spécialement de l'influence des premières. Cependant comme le climat modifie les saisons, dire jusqu'à quel point le premier contribue à la production des maladies, c'est en quelque sorte le démontrer quant aux secondes. Il nous paraît, du reste, qu'un climat donné n'est absolument, à quelque différence de localité près, qu'une espèce de saison stable ou permanente; et à l'inverse, qu'une saison quelconque peut fort bien être considérée comme un climat passager. Or, nous croyons pouvoir soutenir, qu'à peu d'exceptions près, toutes les maladies peuvent se montrer sous tous les climats; ce qui nous donnerait pour résultat qu'elles peuvent également se développer sous toutes les saisons avec plus ou moins d'intensité, avec plus ou moins de fréquence. On ne peut pas dire, en effet, que le climat d'Égypte soit le seul propre à l'origine de la peste. Il est vrai

3

qu'on la voit plutôt là qu'ailleurs ; mais c'est que ,
comme nous le disons plus haut, le climat est une
circonstance qui donne plus ou moins de facilité
à son développement. Elle se montre en effet , et
en Égypte dont le climat est brûlant, et en Turquie
dont le ciel n'est que chaud , aussi-bien que dans
le climat froid de la Pologne. Cependant que de pays
où elle n'a pas été observée, et où les climats ont
une ressemblance parfaite avec celui de l'Égypte. En
effet , tous les fleuves qui coulent entre le tropique
présentent à peu près les mêmes particularités que
le Nil, c'est-à-dire , des crues périodiques. En Asie ,
le fleuve de Siam et le Cambotja coulent presque
sous les mêmes latitudes , excepté que c'est du nord
au sud. Ils ont des crues qui ressemblent beaucoup
à celles du Nil. Il en arrive de même à l'Indus et au
Gange. Si donc , d'un côté , ce fléau se montre sous
des conditions opposées de climat; si , d'un autre ,
il ne se voit pas là où il y a le plus de ressemblance avec l'Égypte , qu'en conclure ? Que le
climat n'est pas une condition d'existence , mais
bien une occasion de développement. Nous en
pourrions dire autant du scorbut et même de la
fièvre jaune. Il est difficile , en effet, de croire à
la nouveauté de cette dernière maladie, car il est
fort douteux qu'il en naisse de nouvelles. Hippocrate
l'avait observée incontestablement , et l'on trouve
dans ses épidémies des observations qui ressemblent
à celles que nous ont laissées les Modernes. Elle

régnait déjà au Mexique à l'arrivée des Espagnols, et probablement la mort de ceux que Colomb ne trouva plus à son second voyage à Hispaniola, n'était due qu'à cette maladie. On l'avait déjà observée en Afrique et sur les bords de la Méditerranée. Sans doute, Hippocrate ne l'a pas connue par le nom que nous lui donnons aujourd'hui, de même qu'il a observé des fièvres intermittentes pernicieuses auxquelles il ne donne pas ce nom. Il est encore fort douteux, quant aux endémies, qu'elles puissent être attribuées au climat comme cause unique ou principale. Il est vrai que les goîtreux se guérissent en quittant les vallées ; mais aussi on trouve de ces êtres hideux sur les bords du Niger, d'après Mungo-Park. M. d'Humbolt les a trouvés dans la nouvelle Grenade (république de Colombie) , en suivant le cours de la rivière la *Magdalena* , ainsi que sur le plateau de Bogota, plus élevé de 6000 pieds sur des terrains très-secs et exposés à des vents impétueux. Ils boivent des eaux très-pures et jamais celles des neiges. Le scorbut a été observé dans les pays froids comme dans les pays chauds; et l'on sait le moyen dont se sont servis les célèbres navigateurs Cook , Parry et Krusenstern , pour en préserver leurs équipages dans des voyages faits à des régions soumises aux températures les plus opposées. Le croup, qui n'est ni contagieux ni héréditaire, peut aussi régner dans toutes les saisons. Il affecte pourtant une préférence pour l'hiver, et il est endémique dans certains pays. Cependant comment expliquer, par les qualités connues des climats, pourquoi il est endémique sur les côtes d'Écosse où les fièvres intermittentes sont très-rares, et endémiques encore à New-Yorck où elles sont si fréquentes? Quel rapport peut-il avoir avec ces autres maladies? Est-ce par hasard que les mêmes causes donneraient lieu, et au croup, et à la fièvre jaune, et aux intermittentes? Mais pourquoi ne se montrent-elles pas alors partout ensemble? Sont-ce des causes différentes qui donnent naissance à ces diverses maladies? Oui, me dira-t-on, puisque le croup s'est montré à New-Yorck, pendant un hiver très-rigoureux, et que les autres maladies n'y règnent que dans l'été. Mais d'abord la fièvre jaune a paru aux Antilles dans le mois de décembre 1807. Le croup, d'un autre côté, se montre aussi pendant l'été. Ainsi, rien de tranché ni de véritablement décisif à cet égard. Le climat n'est donc pour les endémiques qu'une cause occasionelle déterminante, qui peut activer plus ou moins tous les autres élémens qui donnent naissance aux maladies. Je suis bien éloigné de nier l'action du climat, et surtout de ceux qui occupent les extrémités de l'échelle. Ce serait dire que l'Africain et le Lapon ont des traits de ressemblance. Dans les maladies, cette action est incontestable, et parmi le nombre infini des faits qu'on pourrait citer à l'appui, contentons-nous du suivant: un chirurgien

du camp de Dunster guérit tous les pestiférés par
la saignée seule pratiquée dès l'invasion et pro-
longée presque jusqu'à défaillance. Un autre chirurgien voulut employer le même moyen à Masulipatan
contre la même affection, et il perdit autant de
malades qu'il en fit saigner. Or, le premier exerçait
sous le cinquante-et-unième degré, et le second
sous le tropique. Du reste, le climat doit être con-
sidéré comme la réunion de toutes les qualités
physiques du sol et de l'atmosphère, de toutes les
circonstances enfin qui modifient plus ou moins la
latitude; autrement on sera étonné de voir, dans le
Valais, les montagnes qui le forment, couvertes d'un
côté de glaces éternelles, tandis que les coteaux
opposés présentent à l'œil tous les charmes de la
fécondité. C'est en comprenant de cette manière les
écrits d'Hippocrate, et surtout son immortel Traité
des *Airs*, des *Eaux* et des *Lieux*, qu'on rend à ce
grand homme un hommage d'autant plus juste qu'il
est plus raisonné. Quelques médecins ont donné
aux idées d'Hippocrate sur l'action des climats, une
extension forcée qui est bien éloignée de l'esprit de
son ouvrage. Disons un mot sur la véritable manière
de l'interpréter. Cela jettera encore quelque lumière
sur l'action des maladies endémiques, qui sont
parfois, comme l'on sait, des causes puissantes
d'épidémie meurtrière. On ne peut sans doute avoir
la pensée, et qui plus est, Hippocrate lui-même
n'a pu concevoir celle de composer un traité

général de géographie physique. Des observations
qui s'étendent depuis la mer d'Azof jusqu'aux bou-
ches du Nil, et des bords de l'Euphrate aux rives
de la Sicile, ne peuvent que servir de matériaux
très-importans ; à la vérité, à un traité général.
On rend un hommage suffisant au génie du divin
vieillard, quand on dit que son traité seul a mérité de rester , qu'il a été composé dans les vues
les plus éloignées de tout esprit de système, et que
ceux qu'Eudoxus et Euphorus avaient écrits quelque temps avant, ne méritent pas d'être mentionnés
à côté. Choisissons un exemple pris au hasard , pour
montrer ce que nous avons en vue de faire voir.
Si l'on voulait trop généraliser ce qu'Hippocrate a
dit à propos du climat septentrional, on tomberait
dans des erreurs. Les Asturies, en Espagne, sont
sous la même latitude que la Grèce septentrionale.
Exposées au nord, le climat y est froid, mais très-
humide. Les maladies régnantes sont des dysenteries, des tumeurs scrophuleuses et autres affections
de la nature de celles qu'Hippocrate attribuait aux
expositions méridionales. Il veut aussi que les villes
exposées à l'occident soient naturellement insalubres. Or, si l'on donnait une extension illimitée
à cette observation locale, et justement applicable
à toutes les côtes occidentales de l'Illyrie, de l'Épire
et du Péloponèse , il faudrait dire , contre l'observation, que l'Espagne et surtout le Portugal sont
des pays insalubres.

7.° La part attribuée aux saisons dans la formation et le développement des maladies a été trop limitée par les uns et trop exagérée par les autres. La vérité se trouve, comme presque toujours, dans le milieu qui concilie les extrèmes ; et l'on ne peut s'empêcher d'admirer le beau génie de celui qui a énoncé cette belle maxime dans le 19.° aphorisme de la troisième section : *Les maladies ont à la vérité lieu dans toutes les saisons ; mais il en est qui paraissent et s'aggravent plutôt dans telle saison que dans telle autre.* Sydenham a énoncé la même idée, quand il dit qu'il y a des maladies qui attaquent dans tous les temps ; mais qu'il en est d'autres qui, par un instinct secret de la nature, à l'exemple de certaines plantes, suivent des temps particuliers de l'année, ou passagères comme certains oiseaux, arrivent ou se déplacent à des époques déterminées.

Que deviendront alors, nous dira-t-on, les avantages qu'on doit tirer de l'étude des constitutions médicales ? Il suffirait que certaines maladies pussent se présenter plus fréquemment dans une saison que dans une autre pour pouvoir déjà d'avance se prémunir contre leurs attaques. Mais il y a plus : les mêmes maladies, quoique portant le même nom, n'ont pas à beaucoup près la même nature dans chaque saison. Une dysenterie pourra être inflammatoire au printemps et catarrhale en automne. L'étude des constitutions est donc de la plus haute importance dans la médecine-pratique, et lorsqu'on voit apparaître sur la liste des maladies régnantes les mêmes noms qui figuraient déjà dans celle de la saison passée, il ne faut pas croire avoir affaire aux mêmes affections.

L'année solaire ou astronomique diffère de l'année médicale ; c'est qu'en effet des observations constantes et répétées ont démontré, que la température propre à une saison ne faisait sentir son influence que lorsqu'elle avait déjà parcouru un certain temps. Les qualités d'une de ces quatre époques de l'année dépendent en grande partie du plus ou moins d'obliquité des rayons solaires, direction qui fait aussi varier l'énergie d'action du calorique ; voilà pourquoi la saison de l'été, qui a pour caractère par exemple d'être chaude et sèche, ne date pas précisément du solstice, mais bien de quelques semaines après. Il est inutile d'avertir qu'elle ne se termine pas à l'équinoxe, mais bien qu'elle se prolonge un peu au-delà. Or, les maladies suivent la même marche ; et leur observation n'a pas dû contribuer pour peu de chose à marquer ces nuances. En effet, celles qui dépendent de la constitution estivale règnent encore après le premier mois de l'automne. Stoll avait un tact particulier pour reconnaître ces sortes de transitions d'une saison à une autre, par l'état mixte que présentaient les maladies à ces époques. C'est sans doute cette observation qui a fait adopter à Hippocrate la division des saisons. Il a composé, en effet, l'hiver et l'été de quatre mois, tandis que les deux autres saisons qu'il ne regardait que comme un intermédiaire aux deux premières , et comme moyen d'adoucir le passage , ne comprennent que deux mois chacune. L'hiver, d'après Hippocrate, commence le 11 novembre et finit le 29 mai; le printemps dure jusqu'au 12 mai; l'été depuis cette époque jusqu'au 24 septembre; l'automne jusqu'au 11 novembre. Piquer, qui pratiqua long-temps à Valence, pays sans doute le plus délicieux de l'Espagne, et où les saisons, surtout le printemps, sont très-précoces , a adopté une distribution plus conforme peut-être à nos climats.

On sent bien , d'après tout ce que nous venons de dire, que les maladies des saisons doivent s'influencer mutuellement, et que de même qu'il est rare de trouver une saison pour ainsi dire simple, il serait aussi singulier de vouloir chercher une constitution médicale qui ne fût pas composée. Le problème que nous avons à résoudre est donc complexe dans la théorie, et d'une application difficile à la pratique. Malgré cela, nous ne croyons pas qu'on puisse répéter avec Ramazini : *que chacun en croie ce qu'il voudra ; qu'il déduise à son gré les constitutions morbifiques du changement manifeste de la constitution des saisons. Quant à moi, je ne vois pas les effets correspondre avec une certaine constance à ces magnifiques promesses , et tout ce que je puis dire, c'est qu'au milieu de tant de belles maximes je me considère chaque année comme un nouvel hôte dans un tel pays.*

On peut assurer, sans crainte d'être démenti par aucun vrai médecin, que la troisième section des Aphorismes d'Hippocrate comprend, en résumé, tout ce que l'observation a confirmé touchant les avantages des constitutions médicales. Là on trouve le texte sur lequel ont travaillé, après lui, tant d'hommes de génie. C'est un dessin tracé par la main du maître, que les disciples du divin vieillard appartenant à tous les siècles et à toutes les nations, ont été chargés de colorier. En effet, quelle énumération exacte et concise à la fois, des maladies des saisons et des années! En peu de pages il nous donne le résultat des constitutions qui peuvent devenir insalubres par l'intensité de leur caractère propre, de celles qui changent leurs qualités d'une manière brusque; enfin, de celles qui se prolongent au-delà de leurs limites, ainsi que des combinaisons qu'elles peuvent exercer entr'elles; car voilà à quoi peuvent se réduire les grandes questions sur ces matières.

8.º Les mutations atmosphériques produisent deux genres d'action qu'il ne faut pas confondre; et l'on peut dire qu'en général tous les changemens passagers de l'atmosphère, de même que l'influence des diverses époques du jour, exercent plutôt leur action sur les malades que sur les maladies

elles-mêmes. C'est encore le genre d'influence que
nous croyons amené par les constitutions atmosphériques qui, ne s'éloignant pas du type normal,
ne méritent pas encore le nom de constitutions
médicales. Galien explique parfaitement le sens
dans lequel Hippocrate a employé le mot épidémie,
et les conditions qu'il exigeait dans une saison,
pour pouvoir la nommer constitution médicale.

Lorsque vous lisez dans les Aphorismes, dit
Galien, *que les maladies les plus fréquentes en
été, sont les fièvres continues, les fièvres ardentes,
beaucoup de fièvres tierces, vous devez d'abord
faire attention qu'il parle de l'été qui suit le cours
ordinaire de la nature, et non pas d'un été doué
d'une température qui n'est point naturelle.*

Hippocrate a établi une constitution journalière. —
Il dit, en effet, dans les *Coaques*, que chaque
humeur du corps est plus dominante à une époque
du jour; que le sang abonde le matin, la bile vers
le milieu du jour, et la pituite la nuit. Cependant
cette influence ne lui semblait pas suffisante pour
établir une constitution diurne dans le sens rigoureux de ce mot. Il prétendait, à juste titre, que ces
influences étaient plutôt des élémens des causes que
des causes elles-mêmes. Ramazini a remarqué, en
effet, que les malades attaqués des fièvres qu'il a décrites, pour l'année 1691, étaient presque mourans
le soir, et que le matin on les voyait se promener
dans les salles. C'est dans ce sens, je crois, qu'on

doit seulement entendre l'aphorisme *que le soleil levé, la maladie disparaissait.* Sans doute, si l'influence de la nuit, caractérisée par l'absence de tout excitant, se prolongeait, son action laisserait des traces bien plus durables. Or, sa durée passagère fait que son empreinte ne peut pas affecter la maladie en entier; elle se borne alors à influencer l'état des forces des malades. Je ne veux pas dire que l'observation de ces influences ne soit ni utile, ni nécessaire; bien au contraire, elle a la même importance dans l'application à des cas individuels, que l'étude des influences des saisons pour les maladies *catastatiques.* En effet, cette observation des influences des diverses époques de la journée sur les malades est d'autant plus importante, qu'elle est d'une application plus minutieuse et plus détaillée. Or, dans la médecine comme dans les arts, les principes les plus utiles sont, sans contredit, ceux qui se plient à tous les détails de la pratique. Ce sont souvent aussi les plus négligés. Je le répète encore, la considération de cette étude, outre son utilité incontestable pour l'administration opportune de certains remèdes, peut encore fournir des bases d'analogie pour tirer des inductions lors de l'apparition d'une maladie populaire, dont la nature ne se révèle pas facilement. On sent donc qu'une fois l'influence des diverses époques diurnes bien constatées, on a une base aussi solide que l'analogie puisse la fournir, pour l'appréciation de certaines maladies générales, difficiles à déterminer. Voyant que l'affection fait son invasion plutôt le soir que le matin ; que les exacerbations correspondent avec l'époque de la journée, qui se fait remarquer par l'absence ou la diminution des excitans naturels, je pourrais déjà pressentir le caractère asténique de la maladie.

9.° L'influence dont nous parlons, c'est-à-dire celle qui s'exerce plutôt sur un symptôme, ou sur l'état des forces, que sur l'ensemble de l'affection, est encore à peu près la même quand on l'étudie dans les saisons qui sont intenses dans le caractère qui leur est propre. Supposons, en effet, une constitution franchement estivale, mais très-prononcée, nous allons voir les maladies aiguës et les chroniques s'empirer, l'action des remèdes devenir irrégulière, les convalescences se montrer longues et pénibles. Voilà donc une influence qui n'est pas assez forte pour produire des maladies nouvelles, et qui se contente simplement de modifier celles qui existent. Aussi, Baglivi, après nous avoir dit de quelle importance avait été pour Hippocrate l'étude des constitutions atmosphériques, ajoute : *quæ quantam vim habeant in novis producendis morbis* vel *in mutandâ eorum qui ordinario regnant naturâ quotidiana ac patientissima praxis et diligens circà minimam morborum observatio abundè me docent.* Le troisième trimestre de l'an 1807, à Paris, fut très-sec et très-chaud, ce qui est rare dans cette

capitale. Or, ces qualités intenses de la saison, mais
bornées dans les limites de leurs caractères sensibles,
ne produisirent presque pas de maladies. Cette
vérité n'avait pas échappé au divin vieillard. « Dans
» les saisons bien réglées, nous dit-il, si tout se suc-
» cède à propos et avec ordre, les maladies marchent
» régulièrement et se jugent avec facilité. » Ce qui,
par avance, nous fait préjuger de quelle importance pratique peut devenir l'étude des constitutions, pour la facilité des mouvemens critiques.
Celse nous confirme encore dans cette vérité.
Pourvu qu'une constitution soit égale, ou qu'elle
reste dans ses limites, fût-elle très-froide ou très-
chaude, il n'hésite pas à l'appeler *excellente*, qua-
lifiant celle qui varie constamment de l'épithète de
pessima. L'hiver de l'année 1774 fut très-rude à
Marseille, au rapport de Raymond. Cependant la
santé du peuple ne fut point altérée. Il y a plus :
les forçats, tenus en chemise, suspendus à la
potence et exposés au choc des vents, dans le
port, ne souffrirent pas de maladies. A Stras-
bourg, M. Fodéré a fait de pareilles observations,
d'où il nous sera bien permis de tirer la même
conclusion. L'hiver de 1822 à 1823 ayant été très-
rude, au point que l'eau se maintint au-dessous du
terme de congélation, très-souvent à dix degrés
de Réaumur, depuis le 8 décembre jusqu'au 26
janvier, la mortalité n'augmenta pas plus que dans
les autres hivers.

Souvent, si la saison est extrêmement intense
dans ses caractères propres, elle produit à la vérité
des maladies, mais rarement elles sont mortelles.
C'est le cas de l'épidémie des fièvres ardentes dont
Philippe Ingrassias nous a laissé l'histoire. Ce
médecin qui a décrit l'épidémie qui régna à Palerme,
en 1557, produite par une excessive chaleur de
l'été, donna lieu à des synoques simples, des
fièvres ardentes, etc. Mais il nous fait observer que
personne n'en mourut. Une chaleur universelle et
ardente succédait au frisson qui ouvrait la marche
de la maladie. Céphalalgie, chaleur au visage, pouls
fort, plein, dur, vibrant; cet état se dissipait sans
remèdes au bout de quatre jours. M. Double a vu
la même chose à Paris, dans l'été de l'an 11, qui
fut très-chaud, où il plut à peine, et où la Seine
était presque à sec sous les murs de l'Hôtel-Dieu.
Hoyer, médecin à Mulkouse, nous a donné aussi
la description d'une épidémie produite en 1701,
par de fortes chaleurs. Il nous dit que le flux
hémorroïdal ou l'épistaxis, était la voie de solution de la nature; mais que ces affections ne furent
nullement mortelles. Lancisi nous a laissé l'histoire
de cellequi régna à Rome en 1709, produite par un
hiver rigoureux. Il nous dit qu'elle sévit sur les
pauvres, et que les riches qui pouvaient se
préserver du froid en furent quittes pour un peu
d'enrouement. Ici se présente une différence avec
celles dont nous avons parlé. L'hiver succéda à un

été très-chaud, ce qui peut expliquer les formes plus alarmantes que la maladie revêtit alors. Cette considération, en effet, est de la plus haute importance. Les transitions brusques, quoiqu'elles n'arrivent que d'une saison à une autre, sont toujours très-fâcheuses, lors même qu'elles s'opèrent dans le cercle de leurs qualités physiques sensibles. Du reste, l'annonce subite et intense d'une saison ne peut laisser que d'être très-fâcheuse, lors même qu'elle n'aura pas été précédée par une saison très-prononcée dans ses qualités. C'est le cas de l'hiver de 1740 à Édimbourg. Le froid s'annonça tout-à-coup d'une manière extrêmement vive. Le 17 décembre 1739, une fièvre catarrhale de nature inflammatoire se déclara sur le champ, attaqua la plupart des habitans, et disparut avec le froid. Ces deux derniers faits prouvent, chacun par une circonstance qui lui est propre, que ce ne sont pas autant les qualités intenses d'une saison, que les circonstances au milieu desquelles elles surviennent, qui rendent une constitution atmosphérique franchement médicale. Un fait bien plus remarquable et qui a puissamment appelé l'attention des observateurs, c'est que les hivers des dix premières années du dix-huitième siècle furent très-froids. On remarqua pourtant avec une sorte d'étonnement, qu'il n'y eut pas beaucoup de maladies dans plusieurs contrées de l'Europe. L'hiver de 1789 fut extrêmement froid à Paris Le thermomètre étant descendu jusqu'à 18, tandis que lors du grand froid de 1709, il n'était qu'à 15 au-dessous de o. Ce fort degré de froid n'amena pas d'altération dans la santé. On peut donner, je pense, une explication plausible de ce phénomène. L'habitude de périodicité à laquelle notre économie est exposée, dès que les premières influences des modificateurs extérieurs ont agi sur l'organisme, fait qu'une saison nous prédispose, pour ainsi dire, à recevoir l'influence de celle qui va lui succéder ; l'organisme alors acquiert la même facilité pour ressentir ces influences successives que celle qu'il a contractée, pour éprouver à des heures déterminées du jour certains besoins, tels que ceux du sommeil, de la nourriture, etc. Or, si les agens excitateurs qui doivent devenir causes déterminantes de ces mouvemens organico-vitaux, viennent à être dérangés dans leur action successive ; si, au lieu de produire une action lente et graduée qui augmente à mesure qu'elle se fait sentir, celle-ci s'annonce tout-à-coup, l'organisme, peu préparé à ces suites de mouvemens, doit s'en ressentir et en faire connaître les effets. Nous pourrions comparer cela dans l'ordre moral, à ces sortes d'impressions subites produites par une fâcheuse nouvelle, d'autant plus sensible pour nous, qu'elle était moins attendue. En effet, quand les saisons comme du reste tous les excitateurs de l'économie qui agissent en sens opposé, se succèdent dans l'ordre régulier et normal, celles qui arrivent enrayent les mouvemens de celles qui viennent de passer. C'est ainsi que l'été corrige l'espèce de diathèse produite par l'hiver. Des exemples pathologiques viennent à l'appui de cette doctrine. Hippocrate avait déjà vu que quelques fièvres qui ont duré tout l'automne et même l'hiver, guérissent très-bien à l'arrivée du printemps. Il nous le dit expressément dans le livre *de Naturâ hominis*. C'est sur une pareille succession d'influences qui se contrebalancent mutuellement dans leur action successive et graduée, qu'est fondée l'utilité des voyages pour certains malades. Dans ce cas, nous imitons par un procédé artificiel les résultats que la nature nous donne dans la succession des saisons. Nous plaçons les malades dans toutes les circonstances atmosphériques qu'il serait convenable de réunir dans le moment, pour que leur action pût modifier ou tout-à-fait détruire, par une influence opposée, la diathèse qui fait la base de la maladie. C'est encore par cette espèce de succession, dans les qualités opposées qui constituent les saisons, que certains pays peuvent se rendre habitables. La Hollande voit avec plaisir le froid succéder au froid humide, qui à lui seul rendrait ce pays très mal sain. En Égypte, la succession de la chaleur humide pendant l'inondation, et de la chaleur sèche pendant le reste de l'année, tempère un climat qui, sans l'une ou l'autre alternative, deviendrait insupportable. De tout ce que nous venons de dire, il résulte que sous des saisons très-rigoureuses , ou pour mieux dire très-intenses dans leurs qualités sensibles , on peut observer un très-bon état dans la santé publique ; que parfois ce degré d'intensité s'étant accru, il produit , à la vérité , des maladies qui règnent, si l'on veut , épidémiquement, mais qui se jugent d'elles-mêmes et avec une remarquable uniformité; enfin , que si à des saisons très-intenses en ont succédé brusquement d'autres plus intenses encore, ou bien si elles se sont annoncées sans avoir été précédées par des constitutions atmosphériques très-modérées , elles peuvent produire des maladies populaires dont l'apparition, dans l'un et l'autre cas, s'expliquent par les deux circonstances indiquées.

C'est par un procédé pareil, c'est par des voies d'analyse qui examinent les questions les plus compliquées, que l'on parvient enfin à tout classer d'après les faits eux-mêmes, et que les exceptions viennent se placer à côté de la règle, pour ajouter à sa confirmation. C'est, en effet, dans des cas exceptionnels comme ceux que nous venons de citer, que le résultat est produit par un concours de lois, qui, au lieu de s'entredétruire , se combinent. C'est le cas d'un jet d'eau qui semble aller contre les lois connues des corps graves dans leur chute, mais que la connaissance des lois de l'équilibre se combinant avec celle de la pesanteur, parvient à expliquer , ayant donné pour dernier résultat de mieux confirmer la théorie.

10.° Ce que nous venons de dire sur les saisons
caractérisées par un degré d'intensité remarquable
dans leurs qualités propres, nous conduit à une
autre circonstance atmosphérique qui peut rendre
médicale une constitution ; c'est le passage brusque
d'une intempérie à une autre dans la même saison
ou dans des saisons différentes. Nous avons déjà
avancé quelques faits de cette nature dans le paragraphe précédent. Dans celui-ci, nous tâcherons
de mettre cette vérité dans un plus grand jour.
A Paris, et pendant le premier trimestre de l'an 14,
au milieu de la température douce, chaude et
humide qui régnait et qui produisait, avec des
maladies catarrhales, une prostration générale des
forces, s'il survenait subitement du froid, il survenait aussi des affections pleurétiques, des hémoph-
thisies avec expuition, des hémorragies nasales qui
commandaient une modification dans le traitement.
Geoffroi, qui a consigné dans les mémoires de
l'ancienne société royale de médecine, les maladies
qui ont régné à Paris pendant les années 1780 et
1781, a soin de nous dire que, dans cette dernière
année, après un automne doux et humide qui,
jusqu'à la Noël, n'avait été accompagné d'aucun jour
de gelée, le temps changea subitement dans les derniers jours de décembre. Le froid et la gelée se mon-
trèrent, et, quelques jours plus tard parurent les
maladies. Un catarrhe épidémique se fit sentir, et il
devint si général, que le spectacle de l'Opéra manqua

un jour, les plaidoiries cessèrent au Châtelet et la
musique de Notre-Dame fut interrompue. Raymond
de Marseille a remarqué, que quoique la station
molle durât en 1758, cependant le froid humide
qui survint et qui régna toute cette année, fit renaître le *mode fort* avec les synoques dans les
catarrhes du cours automnal. Si un météore excessif vient à paraître, il produit souvent le même
effet. C'est l'espèce de déluge, qui en 1745, d'après
Raymond de Marseille, a produit la *station
forte*, qui a eu assez d'influence pour se continuer jusqu'en 1755, et qui fut rappelé par les
pluies abondantes de 1772. Si ce changement
dans la constitution des saisons tient le milieu
entre celui qui se soutient long-temps et un autre
qui ne fait que passer, on voit alors que les
maladies, sans changer de nature, changent tout
bonnement de forme. Dans les trois premiers mois
de 1816 à Paris, l'hiver doux, qui jusqu'alors
n'avait produit que des maladies catarrhales sous
forme rhumatismale, produisit, par un froid qui
survint, des pleurésies et des péripneumonies.
M. Double, qui a consigné dans le journal général
de médecine, une suite d'observations des constitutions médicales, nous l'atteste. Ceci pourrait
encore se confirmer par l'observation de Stoll, que
la même cause peut produire des maladies différentes, selon les saisons. Ainsi, la suppression de
la transpiration fera naître des maladies à la tête,

au bas-ventre ou à la poitrine, selon l'époque de l'année.

Si pourtant le passage, quoique brusque, n'était pas durable, les maladies ne deviendraient pas graves. Une impression en efface une autre. Les influences des saisons sur les maladies ne se font remarquer que peu à peu et d'une manière plus ou moins graduée, comme nous l'avons déjà dit. Aussi Hippocrate, auquel aucune vérité essentielle dans l'étude des maladies constitutionnelles n'a échappé, nous dit... *In ipsis temporibus magnæ mutationes pariunt morbos.* On voit par-là qu'il exclut de toute influence sur la santé, les petites mutations, comme celles qui peuvent avoir une durée limitée. C'est la seule explication qui, je crois, doit être donnée à cette sentence. C'est aussi à cause de cela que le précepte de ne juger une constitution que lorsqu'elle est à son *maximum*, est de la plus haute utilité pratique; et c'est sans doute pour avoir été conduit par la même observation, que Galien, dans ses commentaires sur les aphorismes du père de la médecine, veut qu'on divise chaque intempérie en *grande*, *petite* et *moyenne*, vu que chaque constitution ne peut être convenablement étudiée qu'à son milieu, et non pas à son commencement ou à sa fin. Ceci se lie intimement à ce que nous disions plus haut sur les constitutions atmosphériques elles-mêmes, qui ne deviennent sensibles que quelques semaines après le jour marqué pour leur commencement astronomique. La doctrine que nous exposons trouve une confirmation pratique journalière dans ce que l'on observe dans le prélude d'une constitution médicale qui se prononce. Les maladies à l'état sporadique l'annoncent, en général. C'est que, chez certaines personnes déjà bien prédisposées par des circonstances individuelles qui leur sont propres, l'annonce seulement de la constitution qui va régner, suffit pour réveiller les maladies qu'elle va produire, tandis que chez la généralité des individus, la constitution ne deviendra cause déterminante, qu'après avoir été prédisposante pour tous. A Naples, les maladies mentionnées de 1764 furent précédées par des diarrhées, des rhumatismes qui n'étaient au commencement, ni si répandus, ni si dangereux. A Gœttingue, il en survint de même au rapport de Wagler. Il n'y a pas de constitutions catarrhales qui ne commencent et ne finissent, en général, par des maladies éruptives.

Il paraît que ce passage brusque des températures influe beaucoup sur la fréquence des morts subites, produites par des apoplexies. Baglivi nous dit que dans les années 1694 et 1695, il y eut une sorte d'appoplexie de cette nature, non-seulement à Rome, mais dans toute l'Italie. Ces années furent remarquables par la quantité de pluie qui tomba et par le dérangement des saisons, observation qui confirme combien le père de la médecine a eu raison

de placer les apoplexies à la suite des grandes
intempéries, et surtout des pluies abondantes.
M. Fodéré prétend qu'on devrait plutôt attribuer
les morts subites dont parle Baglivi à une guerre
cruelle qui durait depuis sept ans, vu que les saisons, fréquemment irrégulières, ne sont pas toujours suivies de ce genre d'affection. Qu'il nous soit
permis de faire remarquer, malgré l'assertion de
cet excellent observateur, que les guerres dont il
parle, n'étaient autres, à cette époque, que les
victoires que Catinat remporta contre le duc de
Savoie (Victor Amédée) ou contre le prince Eugène,
en 1791 et 1793. Or, les apoplexies dont Baglivi
nous a laissé l'histoire, eurent lieu deux ans après,
et certes, les guerres et les désastres qu'elles
amènent, considérés comme causes des maladies,
ne sont pas de nature à rester cachés pendant si
long-temps. Catinat, ne dépassa jamais le Piémont;
or, les apoplexies régnèrent dans toute l'Italie.
Ensuite, si, comme le veut le professeur Fodéré,
et comme du reste l'expérience le confirme, les
intempéries ne sont pas toujours suivies de mort
subite, les guerres elles-mêmes ne les produisent
pas d'une manière très-fréquente. A la même
époque, c'est-à-dire en 1793, le maréchal de
Luxembourg portait la guerre en Flandre, et
le duc de Noailles en Espagne, sans qu'il soit
question de ces maladies pour aucun de ces
pays. L'étiologie que nous assignons nous paraît

d'autant plus probable, que Lancisi a recueilli à Rome des faits de ce genre, ainsi que Huxham et Morgagni, à Plymouth et à Pavie. M. Double en a consigné, de la même nature, dans la suite des constitutions médicales qu'il a publiées.

Une autre circonstance qui rend très-fréquente le passage d'une constitution atmosphérique à une médicale, c'est l'empiétement d'une saison sur celle qui la suit. Cette constitution se fait surtout remarquer, quand celle qui succède n'est pas elle-même fort intense. On a vu, après des étés très-chauds, et qui se prolongeaient jusque dans l'automne, des fièvres intermittentes bilieuses, des diarrhées et des dysenteries de même nature, n'être effacées du catalogue des maladies régnantes que dans l'hiver, où l'arrivée du froid venait interrompre leur cours. On a pu remarquer cette même prolongation pour toutes les saisons. L'hiver de l'an 12, à Paris, se continua à tel point, que son influence se faisait encore sentir dans les maladies à la fin de l'été de l'an 13. Le type catarrhal y était, ou comme base, ou comme complication.

De tout ce que nous venons de dire, il est facile de conclure que toutes choses égales, d'ailleurs, et pendant des constitutions identiques, les maladies régnantes sont à peu près les mêmes, et comme nous le verrons plus bas, les méthodes thérapeutiques qui ont réussi pendant une constitution médicale donnée, réussissent aussi-bien

quand les maladies catastatiques se présentent sous
les mêmes conditions, ce qui prouve et l'identité
de la cause et la ressemblance des effets. Cette analogie est si puissante, qu'on peut la trouver même
quand on l'applique à l'étude des maladies chroniques. Le professeur Pinel a observé, dans les
infirmeries de Bicêtre, que le scorbut préfère l'automne à toute autre saison, et qu'en général il y
règne jusqu'au printemps. Tout le monde sait que les
affections rhumatismales, les phthisies, les hydro-
pisies, etc., se montrent généralement en hiver. J'ai
entendu souvent de pareilles remarques aux leçons
cliniques des professeurs Broussonnet et Caizergues. Profitons de cette occasion pour dire que
dans la description d'une constitution médicale,
exactement tracée, on ne doit pas négliger ces
sortes d'observations, qui servent à compléter un
tableau, qui autrement ne peut rester qu'imparfait.

Dans les considérations générales, nous avons
eu déjà occasion de parler de cette espèce de tact,
par lequel Stoll saisissait avec sagacité le passage
d'une saison à une autre, aussi-bien que l'espèce
de prédiction, par laquelle il déterminait les maladies qui devaient se présenter, vu l'état des constitutions précédentes. Hippocrate dit à ce propos,
après avoir recommandé l'étude de toutes les circonstances qui peuvent éclairer les médecins sur
les maladies régnantes dans le pays où ils arrivent:
« *Il pourra même prédire , à mesure que l'année*

s'avance, les maladies générales qui doivent affliger toute la ville en été ou en hiver, etc. » Ce conseil, à la vérité, ne pouvait être mieux placé que dans la bouche de celui qui prédit que la peste qui ravageait l'Illyrie viendrait bientôt sévir sur l'Attique. C'est pour montrer cette même facilité de prédiction que Baglivi disait, que la lecture assidue des œuvres d'Hippocrate lui avait fait voir que la pensée à laquelle ce grand homme s'attachait de préférence, était celle de reconnaître l'état des saisons, pour démêler leur influence dans la production des nouvelles maladies, *in novis producendis morbis.* Des médecins modernes ont porté parfois très-loin ce genre de connaissances, et des mémoires ont été couronnés par des sociétés savantes, en égard à la prédiction confirmée par l'événement des maladies qui devaient régner à la suite des saisons plus ou moins intempérées qui venaient de passer.

On voit qu'ici la méthode est intervertie, et qu'au lieu d'aller des effets aux causes, on descend des causes aux effets. Voilà encore l'application de ce que nous avons déjà dit sur l'échelle ascendante et descendante, par laquelle Bacon a ingénieusement représenté cette réciprocité entre les causes et les effets, et *vice versâ.* Dans les sciences, les vérités générales une fois établies, elles deviennent d'une application journalière aux faits particuliers; parfois l'étude de ceux-ci fait découvrir d'autres

lois ou modifier celles qui règnent, et c'est par-là
que d'expérience en expérience, d'époque en époque
et sans jamais sortir de ce cercle, la raison humaine
parvient à découvrir des vérités d'une haute importance.

11.º Mais des prédictions comme celles dont nous
venons de parler, prouvent toujours une vérité qui
ressort déjà de ce que nous avons dit, savoir : que
les saisons actuelles reçoivent des modifications
importantes de celles qui viennent de s'écouler,
et nous voilà arrivés aux constitutions *annuelles*
d'Hippocrate et de Stoll, aux fièvres *stationnaires*
de Sydenham, et au mode *fort* et *mou* de Raymond
de Marseille. Hippocrate, en effet, l'a si bien senti,
qu'il ne fait aucune description ou histoire des
constitutions sans comprendre toute une année, et
même dans celles qui forme le troisième livre des
épidémies, il remonte aux constitutions des mois
qui précédaient celle qu'il va décrire. Il reconnaissait également, comme Coray l'a très-bien fait
remarquer, un caractère *semestral* aux maladies ;
et nous serions d'autant plus portés à croire justes
ces observations, surtout appliquées à la Grèce,
qu'on a cru trouver les mêmes caractères en Alsace.
C'est en y faisant attention, qu'on explique facilement l'aphorisme où il dit, que l'hiver efface les
maladies de l'été, et *vice versâ*. S'il faut en croire
quelques auteurs, Raymond surtout, Sydenham
aurait mis en doute l'influence des saisons précé-

dentes. L'observateur Marseillais le lui reproche même d'une manière forte. L'état de l'atmosphère ayant été le même en 1676, que les années précédentes, il y régna cependant des maladies semblables, telles que fièvres continues, intermittentes, dysentériques, etc. Ce sont des faits de ce genre qui, à ce qu'il paraît, rendaient douteuse pour l'Hippocrate Anglais l'influence des constitutions passées. Cependant il paraîtrait, d'après quelques passages où il s'est expliqué plus nettement, que cette influence ne lui était pas inconnue, dès l'instant surtout où il admet une fièvre *stationnaire* et des maladies intercurrentes, influencées par les qualités sensibles de l'air, comme il le dit lui-même. A dire vrai, il n'attribuait pas ces résultats d'une manière immédiate à l'atmosphère. Il pensait, au contraire, que celle-ci était influencée par les émanations sorties du sein de la terre ; explication purement hypothétique, et qui a été détruite victorieusement par un de ses compatriotes. Il ne faut pas croire, cependant, que Sydenham ait été le premier à découvrir cette influence du passé sur le présent. Baillou, que quelques-uns nomment l'Hippocrate Français, l'avait déjà reconnue avant lui. Nous cédons au plaisir de citer ses propres paroles. *Morem et ingenium morborum, ex observatione tùm antegressorum tùm præsentium temporum facilè repeti, et ad norman istam dignoscendi, præsentiendi imò et medendi, momenta captanda esse.* Bacon lui-même qui,

comme le fait remarquer fort à propos M. Double,
avait dû méditer Hippocrate, fait déjà allusion dans
un de ses ouvrages à ces maladies, *qui temporis
elapsi indolem testantur.*

Huxham et les médecins de Breslau n'ont pas
suivi cette marche indiquée par le père de la médecine. On peut leur reprocher dans leurs descriptions
de ne nous avoir jamais donné que les qualités
actuelles de l'atmosphère, sans remonter aux constitutions précédentes.

12.° Une remarque qu'on peut faire en lisant les
constitutions d'Hippocrate, c'est que la deuxième
et la quatrième constitution caractérisées, l'une
comme froide et humide, l'autre comme chaude
et humide, sont celles qui, d'après lui, ont présenté le plus de danger. Il dit en parlant de la
quatrième : *Les urines étaient troubles, abondantes
et de mauvaise qualité. L'assoupissement presque continuel; peu de maladies étaient jugées ou
l'étaient difficilement. Elles furent remarquables
par leur nombre et leur mortalité.* Dans la seconde
constitution, après avoir énuméré les maladies qui
régnaient le plus, il ajoute : *Toutes ces diverses
affections étaient mortelles.* Parmi les nombreux
exemples que nous pourrions citer, pour démontrer
combien ces deux combinaisons atmosphériques
sont pernicieuses, qu'il nous suffise de dire que le
typhus se montre, en général, sous l'influence du
froid humide, et la fièvre jaune sous celle d'une

chaleur accompagnée d'humidité. Raymond prétend
avec raison que c'est extrèmement rare de voir une
constitution froide et humide complète surtout
dans nos climats méridionaux, où les pluies ne
viennent en abondance que du côté du midi. Il a
été à même d'observer que les saisons ou les années
où la pluie a été abondante, ont été beaucoup plus
meurtrières que celles à température sèche. Ainsi,
les années 1745 et 1746, quoique réglées et boréales,
mais très-pluvieuses, furent abondantes en toux con-
vulsives et en angines, en fièvres continues, en ar-
tritis de nature maligne, ce qui confirme du reste
l'aphorisme, que si l'été est sec et boréal, et l'automne pluvieux et austral, il y aura dans l'hiver
des toux, des coryza, des rhumes, etc. Formé à
l'école d'Hippocrate, on reconnaît à Raymond la
même touche; il se plaît à ces contrastes d'où l'on
retire toujours une lumière plus vive par le saillant
même des comparaisons. C'est ainsi qu'immédiatement après, il nous oppose l'année 1758, précédée
d'un automne très-froid. On vit, en effet, dans son
cours, des fièvres catarrhales inflammatoires, atta-
quant surtout la poitrine. Il faut noter que dans les
constitutions froides et humides, ce n'est pas tant la
première de ces qualités qui nuit comme la seconde.
En hiver, on supporte aisément un gros froid,
pourvu qu'il soit sec. Il semble même alors donner
de l'énergie, tandis qu'un froid bien moins rigoureux, mais humide, devient cause de maladie.

D'après cela, toutes les constitutions de l'année pourraient être régulières, et il serait bien difficile de trouver l'automne sans maladie, vu que le froid humide, en général, y domine. On a eu occasion de voir à Paris un été très-régulier, ainsi que l'automne, et les maladies être plus communes et plus meurtrières dans cette saison. Hippocrate avait déjà consacré un aphorisme à l'énoncé de cette vérité. Voilà pourquoi il commence la description de ses constitutions par celle de l'automne ; et Galien, si versé dans la doctrine d'Hippocrate, nous assure que l'histoire des saisons, dans les épidémies, commence toujours par où elle s'écarte le plus de leur température légitime. Les nations de l'antiquité commençaient leur année par l'automne ; on remarquait cela surtout pour les nations agricoles. Il paraîtrait pourtant que cette saison doit être considérée comme la résultante de toutes celles qui l'ont précédée dans l'année. C'est alors que le règne végétal nous donne ses produits plus ou moins bien élaborés, d'après l'état salubre ou insalubre des saisons précédentes. Les maladies de l'espèce humaine doivent, jusqu'à un certain point, suivre la même loi, étant influencées par les mêmes causes.

L'Observateur marseillais, déjà cité, expose avec un rare talent l'action simultanée des modes stationnaires sur les épidémiques, comme il les appelle (fièvres stationnaires de Sydenham), de celles-ci

sur les intercurrentes , aussi-bien que les modifications que cette dernière apporte à la nature et à la
marche des épidémiques ou des modes stationnaires. Son beau mémoire se refuse à l'analyse ,
tant il est rédigé dans un style aphoristique qui
approche de la sécheresse. Réduisons-nous donc à
citer , au hasard , un exemple de l'influence des
saisons sur une de ces épidémies que nous avons
dit , au commencement, pouvoir être appelées *fixes*.
On peut appeler telle celle qui régna à Gœttingue.
Eh bien ! ses exacerbations étaient en rapport avec
le caractère de la saison qui lui était plus ou moins
favorable. En janvier 1761 , elle fut très-meurtrière.
En mars suivant, la fièvre muqueuse s'accompagna
de pétéchies , de délire furieux, d'assoupissement.
Le génie muqueux domina encore. En mai , la
fièvre muqueuse se transforma en intermittente ,
jusqu'à ce qu'en été elle devint petite-vérole , terminaison qui , comme l'on sait , est très-fréquente
dans ces sortes d'affections.

Le règne des deux modes admis par Raymond
correspond-il à quelque grand phénomène du
monde qui puisse avoir la même régularité ? En
un mot, ces modes suivent-ils le cycle lunaire ,
comme l'auteur le prétend ? Il paraîtrait natu-
rel de ne pas aller à la recherche de la cause
quétant bien persuadé de l'existence du phénomène.
Or , les modes *fort* et *mou* , s'ils n'ont pas été
niés par les observateurs , n'ont pas été non

5

plus confirmés, au moins , sur une échelle aussi grande que celle que l'auteur lui-même a cru observer. Certainement l'influence de la lune est grande sur l'atmosphère , puisqu'elle l'exerce si puissamment sur les eaux de l'Océan. Admettre donc cette action n'est pas ressembler aux astrologues, et l'influence que nous lui accordons depuis Newton diffère autant de celle qu'admettaient ces faux savans, comme l'astronomie de nos jours diffère de celle du 15.ᵐᵉ siècle. Des observations incontestables nous prouvent que là où les marées sont plus marquées, l'influence de la lune est aussi plus grande , et l'on sait que son action a été observée au Bengale sur les fièvres intermittentes, sur les attaques d'épilepsie, etc. Dans le premier volume des mémoires de l'Académie royale de Médecine de Madrid , on trouve une observation fort curieuse , relativement à cette influence. Il y est question d'une difficulté de respirer périodique qui a éprouvé cette influence pendant plusieurs années consécutives , à la nouvelle et à la pleine lune.

Si ces observations doivent se confirmer, c'est dans les pays chauds qu'il faudrait les répéter, les phénomènes de cette influence y étant bien plus marqués. C'est là aussi qu'il faudrait tâcher de poursuivre les observations de Raymond. On pourra objecter contre son système le manque de périodicité des épidémies et le peu de rapport avec l'apparition constante des astres. Mais d'abord, les observateurs ne se sont pas trop adonnés à ce genre d'investigation. C'est encore un procès dont toutes les pièces ne sont pas rassemblées sous nos yeux. D'un autre côté, il ne manque pas d'observations d'un retour périodique dans certaines affections. On a voulu en assigner un à la fièvre jaune et à la petite-vérole. Ces assertions de certains contemporains confirmeraient, du reste, celles de Sydenham et d'Huxham sur la même maladie.

Une objection bien plus spécieuse en apparence contre le systême de Raymond, serait la suivante. Si la position des astres influait d'une manière directe sur l'existence de ces modes, toute la surface de notre planète devrait éprouver au même temps les mêmes modifications. On peut cependant donner deux réponses. On manque d'abord, d'observations faites sur ce point ailleurs qu'à Marseille; il n'y a que Raymond qui s'en soit occupé. 2.º Les lieux doivent influer beaucoup et modifier l'action de la cause générale elle-même. L'attraction lunaire paraît incontestable à l'équateur, et pas du tout ailleurs. Il pourrait se faire qu'une pareille modification fût apportée par les lieux à l'existence de cette cause générale dans le phénomène dont nous parlons. On croit, du reste, avoir remarqué une correspondance de température entre la première et la dernière année de chacune de ces révolutions lunaires; et si chaque année la lune correspond, par rapport à nous, au même point où elle était dix-neuf ans auparavant ; son influence, comme corps grave, pourrait être identique sur notre planète, et reproduire ainsi tout l'ordre des phénomènes subséquens. Admettant, du reste, le fait comme positif, et l'explication qu'il en donne comme hypothétique, elle est encore utile en ce sens, qu'elle classe déjà avec plus ou moins de bonheur les faits observés. D'Hartley a dit avec raison, *que toute hypothèse qui rend compte, d'une manière satisfaisante, d'un certain nombre de faits, nous aide du moins à classer ces faits dans l'ordre convenable, à en mettre de nouveaux en lumière, et à préparer la voie aux recherches à venir.* Les phénomènes les plus évidens de la physique de nos jours ont commencé par être expliqués hypothétiquement, et le système du monde lui-même n'a eu d'autre fondement, jusqu'à ce que le calcul vînt à son secours.

Si les observateurs ne se sont pas encore adonnés à l'étude des idées énoncées par Raymond de Marseille, ils ont pu remarquer la fréquence de tel genre de maladie, plutôt que de tel autre. On soutient ainsi, par exemple, que les maladies éruptives du moyen âge firent disparaître les atrabilieuses des anciens, comme les catarrhales ont succédé aux premières, depuis la fin surtout du quinzième siècle. Les descriptions de ces maladies générales, et le nom des auteurs qui nous en ont transmis l'histoire, se trouvent dans tous les livres. On me pardonnerait difficilement cette digression, et j'ai dû en faire grâce. Nous noterons seulement entr'elles celles de 1775 et 1780, plus meurtrières que toutes les autres. La fréquence, en effet, de ces maladies donna lieu sans doute au problême que l'académie de Dijon proposa en 1788. Le prix ayant été renvoyé en 1791, les événemens du temps empêchèrent la décision. Cette espèce de succession dans les maladies qu'on croit reconnaître à travers la longue série des temps, a dû piquer puissamment la curiosité des médecins. On a voulu, par exemple, expliquer le règne et la fréquence des catarrhales par le refroidissement du globe; mais d'abord, si les uns l'attribuent à cette cause, d'autres prétendent qu'il augmente de chaleur au lieu de diminuer. Des autorités qui se balancent et des faits qui semblent tout au moins opposés, voilà le résultat qu'on retire en comparant les uns aux autres, les naturalistes ou les médecins qui s'en sont occupés. Les uns disent que l'accroissement progressif des masses de glaces qui pèsent sur les montagnes des Alpes, est une preuve invariable du refroidissement de notre planète. Mais les partisans de l'opinion contraire nous attestent que ces amas se fondent continuellement par le pied quand ils deviennent assez épais, pour préserver du froid extrême. le terrain sur lequel ils reposent; qu'enfin de dessous

ces glaciers sortent des courans d'eau vive qui
coulent même pendant l'hiver. Il ne nous appar-
tient pas assurément de décider ces hautes questions
insolubles encore aujourd'hui pour les personnes
qui font autorité, tant dans les sciences naturelles
que dans les médicales. Nous ferons observer seulement que si l'on supposait des fermentations
locales dans l'intérieur du globe, elles pourraient fort
bien influencer sur sa température extérieure, sans
avoir besoin de l'admission d'un feu central qui,
dans ce cas, devrait agir avec plus d'uniformité,
répandant ses influences autant vers les pôles que
vers l'équateur. Du reste, on sait que la température se maintient constamment la même dans les
souterrains à 80 ou 108 pieds de profondeur ; que
passé ce terme on ne ressent plus ni les grands
froids de l'hiver, ni les chaleurs étouffantes de l'été.
S'il est vrai que le Tibre gelait autrefois, que les
eaux du Pont-Euxin sont aujourd'hui liquides à
toutes les saisons, en opposition de ce qu'Ovide
nous dit de son temps ; si le climat des Gaules et
de l'Ibérie se sont beaucoup adoucis, comme on
peut s'en convaincre en les comparant avec les
descriptions de Diodore de Sicile et de Strabon,
on peut, ce me semble, en trouver une explication
dans la destruction des forêts, le desséchement des
marais, et l'élimination enfin de tant de causes
d'insalubrité qui entourent les pays où la civilisation
n'est pas parvenue à un certain degré. On sait, par

exemple, que les contrées boisées sont bien plus froides que celles qui sont en culture. Les forêts sont un obstacle que les rayons du soleil trouvent dans leur marche, pour pouvoir parvenir à la surface de la terre et l'échauffer. Or, on sait, d'un autre côté, que les rayons de ce foyer de lumière, ma gré leur concentration, n'échauffent l'atmosphère que par ceux d'entr'eux qui ont été réfléchis par la surface terrestre. On sait aussi, et l'abbé Raynal l'a bien exposé au long, tout ce qui a coûté aux nations européennes pour s'établir dans les deux Indes, où l'absence de culture rendait ce climat si humide. Tous ces faits s'expliquent, ce me semble, assez naturellement par l'influence croissante et progressive de la civilisation.

En effet, c'est l'homme civilisé qui a rendu habitable une demeure qui ne le serait pas sans son industrie, et la métamorphose que son intelligence, aidée de son activité, a produite sur le monde physique n'est comparable qu'à celle qu'il a faite sur le moral ; le monde de l'industrie étant aussi éloigné du monde primitif, que l'homme des bois de l'homme civilisé.

Si, du reste, il fallait admettre l'opinion du refroidissement progressif du globe, pour expliquer la prédominance des maladies catarrhales, nous serions déjà aujourd'hui obligés de changer d'opinion et d'admettre un augmentation dans la chaleur. S'il faut en croire des observateurs, une constitution inflammatoïre se fait sentir depuis une quinzaine d'années; et les mêmes maladies qui, à Paris, exigeaient l'emploi raisonné des évacuans, ne cèdent aujourd'hui, s'il faut en croire ces auteurs, qu'aux méthodes anti-phlogistiques. Or, on sent toute la versalité d'opinion à laquelle pourrait nous exposer l'adoption définitive d'un système physique encore non confirmé. Smith a dit, avec raison, *que même après la plus vaste expérience que puisse nous donner l'observation ordinaire, la nature semble fertile en événemens, qui paraissent isolés et sans aucune liaison avec tous ceux qui les ont précédés.*

13.° Ceci peut encore s'appliquer à ces sortes d'épidémies que nous avons déjà nommées *grandes épidémies insolites*, entr'autres le catarrhe de 1731, curieux autant par la grande étendue de pays qu'il parcourut, que par l'histoire de ses progrès. La première invasion eut lieu dans la Nouvelle-Angleterre, où elle fut si subitement générale, qu'elle finit en très-peu de temps. Vers novembre, elle se porta en Saxe et en Russie, puis revint en Hollande; de là passa en Écosse, puis à Londres, parcourut l'Irlande; un mois plus tard il régnait à Paris, et enfin quelque temps après il finit à Naples.

La *suette* ne présente pas moins d'irrégularité dans sa marche. Elle a duré pendant 40 ans, quoique avec des intermissions pour l'Angleterre. Attachée au sang anglais, elle ne l'épargnait nulle part, tandis que les étrangers à Londres n'en furent pas atteints. Peut-on raisonnablement expliquer cette bizarrerie par les émanations d'un vaste marais qui aurait employé 40 ans à se dessécher, comme le veulent quelques écrivains modernes? Mais on sait que les émanations marécageuses ont une action d'autant plus prompte et plus funeste sur les sujets qui les respirent, qu'ils y sont moins accoutumés, venant d'un pays plus sec. A Aigues-Mortes, les étrangers éprouvent les premiers effets avant vingt-quatre heures de séjour. Si, du reste, on voulait à toute force l'attribuer aux marais dont les vents disséminant les émanations sur toute l'Europe auraient produit ce résultat, pourquoi pendant 40 ans elles n'auraient pas été portées en Écosse, si contiguë à l'Angleterre ? On connaît aussi ces épidémies de petite-vérole , qui ont attaqué en même temps l'Asie et l'Europe; comment expliquer, par aucune des causes appréciables que nous connaissons aujourd'hui , des irrégularités dans la marche de certaines maladies ? Privat, médecin d'Alais, témoin de la dernière peste qui régna dans cette ville, observa ce fléau qui cessa tout-à-fait à trois ou quatre reprises, et qui recommença ensuite lorsqu'on s'y attendait le moins. Il ne peut y avoir, ce me semble, dans tous ces cas, qu'une combinaison des causes inconnues elles-mêmes , et qui, dans l'apparence, se montrent par une action simple; ce qui augmente sans doute la difficulté de les apprécier une à une ou combinées entr'elles.

Il y a eu aussi un peu d'exagération dans la part qu'on a voulu faire des alimens comme cause des maladies populaires, que les Anciens appelaient *pandémiques*. Incontestablement, ils deviennent causes de maladie isolée ou combinée avec d'autres. Les faits qui l'attestent sont fort nombreux, et il serait aussi superflu que fatigant de les citer. On doit seulement dire qu'il est rare de ne pas les trouver comme causes concomittantes, unies aux causes atmosphériques. Dans l'épidémie de Naples, il y eut aussi disette de grains, ce qui obligea les gens de la campagne à venir à la ville. A Gœttingue, il en fut de même au rapport de Wagler. D'un autre côté, on a souvent méconnu cette cause, et par exemple des maladies d'ergotisme ont été attribuées mal-à-propos à l'atmosphère. M. Fodéré remarque, à juste titre, qu'alors on verrait plus souvent apparaître ces sortes d'épidémies. Ceci n'empêche pas que parfois on a vu des altérations dans le blé, sans qu'elles aient produit aucune maladie. C'est le cas de 1691, rapporté par Ramazini: à cette époque la rouille du blé fut très-abondante en Italie, sans aucune suite désastreuse. Au rapport de quelques auteurs allemands, le seigle ergoté lui-même ne produit pas tous les effets pernicieux qu'on lui attribue. Il croît en quantité dans les cantons de Bâle. On le moud avec celui de bonne qualité, et enfin on le mange sans inconvénient, après en avoir fait du pain. Si l'on con-

suite les mémoires de l'académie royale des sciences
pour 1710, on verra que des expériences faites sur
les poules n'ont donné aucun mauvais résultat; mais
quelques années plus tard, on prétendit en Alsace
que, lors de l'apparition d'une épidémie d'ergotisme,
les poules qui en avaient mangé, avaient éprouvé
les mêmes symptômes que l'homme.

Quand même une ou plusieurs causes de celles
qui concourent à produire les épidémies nous
seraient révélées, il reste toujours quelque circonstance inconnue qu'il est difficile d'expliquer; certes,
rien de plus constant que l'apparition des affections
intermittentes dans les pays marécageux. Mais
pourquoi ces mêmes émanations produisent-elles
en Hongrie des fièvres pétéchiales, en Italie des
demi-tierces, et pourquoi les fièvres quartes ne se
voient-elles pas en Écosse?

L'ignorance des causes relatives à tous ces phénomènes ou à quelques-unes des circonstances qui
les accompagnent, ne doit pas nous décourager
dans la poursuite de leur recherche. Elle ne doit
pas plus nous étonner que l'incertitude dans laquelle nous sommes d'une foule de phénomènes de
l'univers. Contentons-nous donc de noter le fait
quand il se présente. Un phénomène bien étudié
vaut mieux que mille hypothèses imaginées à loisir.
Les éclipses du soleil et de la lune devaient être
une cause d'étonnement pour le peuple, et le sont
encore pour tout individu qui n'a pas une légère

teinte d'astronomie physique. La production du tonnerre a dû causer autant de surprise que d'effroi à la naissance des sciences. Peut-être un jour pourrons-nous apercevoir les rapports qui lient un grand fait médical avec un autre fait appartenant à la physique du globe. En attendant que cette révélation nous soit faite par le progrès des sciences dont la marche est aujourd'hui aussi rapide qu'assurée, contentons-nous de dire avec Voltaire, que les phénomènes de ce monde sont comme ce globe lui-même, dont la moitié est éclairée et l'autre moitié dans les ténèbres.

14. S'il y a des faits dans la science de l'homme qui soient propres à porter la conviction dans l'esprit de tous les médecins, sur la différence incommensurable qui sépare les lois qui régissent le monde extérieur, de celles qui gouvernent l'économie, c'est sans contredit dans l'étude des causes prédisposantes qu'on doit les chercher. C'est par leur observation qu'on voit une cause physique, dont l'action est à la fois générale et uniforme, ne pas correspondre dans les résultats à ce qu'on paraissait être en droit d'en attendre : c'est en effet au milieu de cette influence, à laquelle personne n'échappe, qu'on voit les uns continuer à se bien porter, les autres être atteints tout au plus de légères incommodités : ceux-ci essuyer une maladie qui, bénigne dans sa marche, faible dans son degré, ne compromet pas leur existence ;

ceux-là , plus maltraités , sont attaqués avec
toute la vigueur dont la maladie est susceptible.
D'où viennent donc ces différences si marquantes ?
Il y a plus : des individus très - bien portans
aujourd'hui , exposés à la même cause générale , tombent malades un mois après , sans avoir
rien changé à leur manière de vivre. Quelle circonstance a pu donc arrêter l'action d'une cause
morbifique par elle-même ? Quelle condition inconnue fait que cette nouvelle épée de Damoclès
tombe sur une tête qu'elle a menacée pendant si
long-temps ? Tout ceci nous fait déjà conclure que
des influences individuelles, et qu'on ne peut connaître que par l'étude des détails particuliers , sont
assez puissantes pour contrebalancer l'action des
causes physiques générales ; car autrement , l'effet,
toujours en rapport direct avec la cause , les symptômes fourniraient à l'analyse pathologique, une
constance telle, qu'un cas bien examiné épargnerait
pour toujours la peine de nouveaux essais; d'où
la médecine-pratique tirerait un degré de facilité
et de certitude dont elle n'est pas peut-être susceptible. Il y a donc dans tout problème de ce
genre, une donnée fixe, invariable même; c'est
l'action des agens extérieurs ou modificateurs de
l'économie; et une autre donnée aussi variable,
aussi mobile que les individus eux-mêmes; et dans
le conflit qui doit résulter entre les causes générales et les individuelles, les externes enfin et les

prédisposantes, c'est au médecin à savoir apprécier l'attaque des unes et la résistance des autres, le degré de force des premières, comparé à l'opposition organisée par les secondes. Or, comme ces dernières tiennent à l'état des forces radicales et agissantes de l'individu, souvent ce sont les premières qui l'emportent : d'autres fois une véritable neutralisation s'opère; et enfin, il n'est pas rare de voir les forces vitales présenter une si vigoureuse résistance que l'individu ne souffre pas la moindre atteinte au milieu des causes les plus générales d'épidémie ou des miasmes les plus actifs de la contagion. Il n'y a donc que l'étude des épidémies où tous ces faits se présentent dans le même ordre et dans tous les degrés que nous venons d'énoncer qui soit capable de nous fournir des connaissances exactes sur les tempéramens, sur les constitutions, les diathèses morbides, etc.

Il me semble que, d'après cette manière de voir, on pourrait considérer les prédispositions aux maladies tant populaires que sporadiques, comme des espèces de *facultés*, tantôt *naturelles*, tantôt *acquises*, dont la maladie ne serait que la manifestation ou la *fonction*, provoquée le plus souvent par les *causes externes* ou grands modificateurs de l'économie. Cette manière de considérer les prédispositions n'est pas uniquement spéculative. Une prédisposition considérée comme une *faculté*, celle-ci peut rester plus ou moins de temps sans s'exercer, devenir même si habituelle à l'individu et si en harmonie avec son état de santé ordinaire, lors même qu'en apparence elle lui est opposée, qu'elle finit non-seulement par ne pas provoquer la manifestation de la *fonction pathologique*, mais encore qu'elle devient une condition de santé. Nous expliquerons par-là comment, après avoir reçu les germes de la contagion, on reste souvent long-temps sans en ressentir les effets : comment les Anglais qui abandonnaient leur patrie pour se soustraire à la *suette*, finissaient par l'éprouver, malgré les changemens d'habitude et de climat. Elle nous montre le corps humain comme doué d'une facilité propre, ou faculté particulière à pro-duire certaines maladies, lors même que des causes extérieures n'en provoquent pas le développement, c'est le cas de presque toutes les maladies héréditaires. Cette même manière de voir nous aidera à concevoir l'histoire de cet homme qui, condamné à une longue détention, avait contracté dans sa prison une telle manière d'être, une telle prédisposition ou faculté à tels actes organiques exécutés sous telles ou telles conditions requises, qu'il ne lui était plus permis de se trouver bien ailleurs. Selle et d'autres assurent que les personnes attaquées de fièvres putrides se trouvent mieux sous l'influence d'un air, tel que celui des hôpitaux, des prisons, que sous celle d'un air pur.

Mais, puisque les effets produits par les conditions individuelles, mis en opposition pour ainsi dire avec les causes générales, sont si variés, les *facultés* ou *prédispositions* qui les font naître doivent être aussi de plus d'un genre, et ce ne sera plus dans les degrés que nous voudrons trouver le secret des différences de tempérament, diathèse ou constitution. Or, les causes générales pouvant se combiner aussi de plusieurs manières, en grade comme en intensité, chacune de ces combinaisons pourra correspondre plus ou moins aux états individuels produits par les prédispositions. Voilà pourquoi le meilleur tempérament pour un climat chaud sera peu en harmonie avec une température froide ; telle constitution favorable à l'hiver sera une condition maladive pour l'automne. L'étude des maladies infectieuses, aussi - bien que celle des épidémies, a mis ce principe dans un beau jour ; et comme à chaque période d'âge, il faut que l'homme se mette en rapport avec la série de mouvemens nouveaux qui va commencer, il faut de même que l'étranger arrivé aux Antilles, par exemple, commence par avoir une espèce de brevet de naturalisation de la part du climat, pouvant dire avec raison que si le conseil de se conformer aux habitudes des pays que l'on habite, est vrai dans presque tous les cas, il ne souffre aucune exception quand on en fait application aux agens physiques. C'est en effet une épreuve dans laquelle, si l'organisme vient à avoir le dessus, il acquiert une sécurité plus grande pour l'avenir, de même que certaines maladies contagieuses donnent au moins un préservatif contre elles-mêmes, dans l'empreinte produite par une première attaque; remarque qui a été faite, du reste, quant aux maladies populaires en général, puisqu'on a pu voir que le nombre des sporadiques était beaucoup moindre une fois l'épidémie passée.

Pourtant ce que nous venons de dire, touchant les maladies qui attaquent les étrangers de préférence dans des pays chauds surtout, souffre ces exceptions. Il y a des cas, en effet, où les maladies propres à un pays ne règnent que sur les indigènes. Au rapport de quelques auteurs, le tarentisme, maladie endémique à la Pouille, et qui ne paraît être au fond qu'une affection nerveuse, ne se communique pas aux étrangers. Les Anglais sont parfois exempts des maladies épidémiques qui affligent les insulaires de la Nouvelle-Angleterre, et l'on sait que le goître épargne les individus qui ne sont pas du Valais. On serait tenté de croire que, dans ce cas, il faille un temps tel que celui qui s'écoule depuis la naissance, et une influence exercée depuis cette époque, pour pouvoir façonner les organes à une suite de mouvemens pathogéniques auxquels ils ne peuvent se rendre aptes quand l'influence est de courte durée. Mais d'où viennent ces différences si tranchantes, nous dira-t-on ? Nous demanderons à notre tour, d'où vient la différence si essentielle et aussi inexplicable, par laquelle la vaccine préserve de la petite-vérole, tandis que la syphilis donne une espèce de prédisposition à l'éprouver de nouveau ?

Indépendamment des modifications qu'éprouve la cause générale, par l'effet des causes individuelles, il y a encore une circonstance bien digne d'être notée, c'est qu'il n'y a pas d'épidémie dans laquelle depuis celles décrites par le divin vieillard jusqu'à nous, on n'ait remarqué une sorte d'élection de sa part pour certaines classes de la société, plutôt que pour d'autres, au point d'épargner entièrement les uns et de sévir avec cruauté sur les autres. Le corps illustre qui doit me juger m'excusera de ne pas citer des exemples qui, se trouvant dans tous les livres, ne sont en conséquence ignorés de personne. L'étude de ces exceptions n'est pas infructueuse pour la pratique. Si une fois, en effet, on parvenait à connaître quelle condition naturelle ou acquise, il fallait pour être préservé du fléau, il paraît qu'en faisant naître ces circonstances autour de nous et autant que les occasions le comportent, nous pourrions nous mettre dans le même cas que les individus qu'elles épargnent.

Une autre circonstance à observer dans l'étude de ces maladies, et qui a donné des avantages considérables à la science, c'est la remarque qu'on a pu faire du mode d'agir des causes prédisposantes; et comme ce sont celles sur lesquelles on fixe uniquement l'attention, lors des maladies populaires,

on les a facilement confondues avec les occasionnelles ; et, chose digne de remarque, dans l'étude
des sporadiques, ce sont toujours ces dernières
qui ont plus particulièrement appelé l'attention. Or,
il arrive souvent que, quoique disposés, les individus n'éprouvent pas la maladie épidémique, si
une autre cause quelconque, la plus insignifiante
parfois, n'est venue mettre, pour ainsi dire, en
acte, ce qui n'était qu'en puissance. Eh bien, c'est
dans ces cas qu'on a confondu l'une et l'autre
cause, d'où il est résulté des conséquences ridi-
cules, voulant attribuer les attaques de l'épidémie,
à la vue d'un cadavre, à l'aspect d'un couvales-
cent, etc., qui tout au plus ne peuvent être considérées que comme des causes occasionnelles.

La prédisposition introduite par la cause générale est souvent telle (surtout dans les typhoïdes
ou pestilentielles), et l'épidémie prend un empire
si funeste, que les intercurrentes et les sporadiques
ne s'observent plus. A Barcelone, toute la population avait un air de mauvaise santé. Rusch a observé, à Philadelphie, que lors du règne de la
fièvre jaune, tous les habitans étaient affectés
de couleur jaune aux yeux et à la peau.

Avantages que la Médecine-Pratique a retirés de l'étude des Constitutions médicales et des Épidémies, sous le rapport de la nature présumée des affections morbides.

> *Morbos dignoscimus edocti ex communi omnium naturâ, et unius cujusque propriâ.*
>
> Hipp. *De Morbis pop.*

15.º Il n'y a pas de branche des connaissances humaines qui n'ait été partagée en partie *théorique* et *pratique*, en *science*, en un mot, et en *art*. Nous avons parlé, à deux reprises, de cette différence, pour faire voir surtout la fraternité qui doit les unir. Il est difficile pourtant, quand on descend aux détails d'application, de ne pas reconnaître toute l'*utilité*, la *nécessité* même de cette distinction; et c'est aussi alors que si l'on a lieu d'admirer souvent la hardiesse des conceptions théoriques qui devancent les faits eux-mêmes, on a aussi lieu, d'un autre côté, de louer la patiente assiduité de la pratique, toujours guidée par une observation d'autant plus sûre qu'elle est plus lente: Se contenter de recueillir quelque principe d'une application immédiate, quelques canons d'une cer-

titude invariable pour pouvoir , au besoin , s'en
servir avec sûreté et avantage ; ceci pourtant n'implique pas contradiction avec nos assertions précédentes. La pratique, en effet, la plus routinière
a déjà fait un pas vers la théorie , une fois qu'elle
a rédigé un principe, ou établi un canon-pratique.
Il lui a fallu, pour obtenir ce simple résultat, voir,
observer , revenir souvent sur ce qu'on avait vu
et observé , comparer , trouver des analogies et
des différences ; passer aux inductions, les rédiger en loi que l'expérience subséquente viendra
confirmer ou détruire. Elle ne suit pas toujours
une marche scientifique et rigoureuse ; mais, plus
ou moins bien employée , la méthode est la même.
C'est un instrument d'une forme plus ou moins élé-
gante , mais dont la matière première est identique.
Ces vérités sont entièrement applicables à notre
science, et surtout à notre question. C'est qu'en
effet, la médecine-théorique remonte à la connaissance la plus élevée de la vie , de ses lois, de ses
modes et de ses conditions. La médecine-pratique,
au contraire, chargée de veiller immédiatement à
la santé des hommes, comme la morale-pratique à
leur conduite , commence par observer les divers
états morbides , les formes qui les masquent, les
complications qui les obscurcissent : heureuse si,
après ce modeste travail, elle est parvenue à établir autant de méthodes thérapeutiques pour les
combattre. Cette explication que nous devrions avoir

déjà faite dans notre travail, ne peut pas mériter
le nom d'épisode dans un concours sur la philosophie médicale appliquée à la pratique de l'art.

On a pu d'autant mieux confirmer par l'observation des épidémies tout ce que nous venons d'exposer, que les maladies, ayant une fois revêtu le
caractère de généralité, sont douées, dans la plupart des cas, d'un degré d'intensité qui leur est
propre. La dysenterie n'est guère dangereuse à l'état
sporadique; mais avec quelle rapidité ne devient-elle
pas mortelle une fois qu'elle a revêtu le caractère
de généralité! Les physionomies pathologiques sont,
si nous pouvons le dire ainsi, bien plus expressives
dans ces cas; tous les phénomènes en bien ou en
mal plus marqués : on dirait que, semblables aux
passions qui agitent les masses, elles deviennent
plus énergiques par une sorte de communauté.
Cette considération, réunie au grand nombre des
cas offerts à notre observation et vus par des
hommes de tous les systèmes en médecine, devient
une source féconde d'instruction pour les médecins; ceux-ci sont semblables à l'homme d'état,
qui, voulant démêler l'origine d'une révolution
politique, s'entoure de témoignages fournis par les
historiens les plus opposés en vue comme en intérêt.

D'après tout cet exposé, la première considération sur laquelle nous devrons fixer notre attention
est le cachet spécial imprimé par la cause générale
prédisposante, et qui doit faire retrouver partout

une *nature* identique dans la maladie, avec *des formes* les plus variées. Cette distinction est la même au fond que celle qu'on a établie avec tant de raison entre *affection* et *maladie*, et l'on a lieu de s'étonner qu'elle n'ait été adoptée avec empressement par tous les médecins. Elle rend compte, en effet, d'une foule de phénomènes qui ne montrent que de la contradiction, quand on n'a pas soigneusement distingué des choses si diverses; elle est d'une application journalière à l'étude des maladies populaires; et, dans le nombre d'affections que cette dénomination embrasse, elle s'applique avec plus de bonheur aux *catastatiques*. Citons pour preuves la constitution médicale des trois premiers mois de l'an XII, par M. Double : pendant tout cet automne, qui conserva le caractère catarrhal le plus prononcé, les angines, les opthalmies, les otalgies, furent longues et rebelles; si parfois elles se compliquaient, elles se succédaient aussi; si séduit par quelque symptôme trompeur, on voulait essayer les émissions sanguines, c'était perdre, avec le temps, les forces du malade; si l'on tentait l'extraction de la dent quand l'affection prenait la forme d'otalgie, la maladie essentielle ne diminuait en rien, souvent même elle prenait une direction plus fâcheuse. Le beau travail de Raymond, sur les épidémies, fourmille en exemples de ce genre; mais en parlant des catarrhales, il assure avoir observé que souvent réfractaire à l'influence de la *station molle*, le pouls était tendu, quoique pourtant la saignée ne fût pas indiquée. Baillou a soin de nous prévenir, dans le compte qu'il rend de la constitution automnale de 1574, qu'il faut se méfier de cette douleur de poitrine qu'il nomme *fausse*, qui, faisant son apparition pendant l'hiver, simule facilement les pleurésies : on vient à l'usage de la saignée et l'on voit alors combien on s'était mépris.

Qu'on nous pardonne d'insister sur cette idée; elle porte son excuse dans son importance même : c'est la distinction entre l'*absolu* et le *relatif*, l'*apparence* et la *réalité*; elle forme à elle seule la base de presque tous les phénomènes du monde organique comme du monde moral. Si, dans la société, en effet, on n'en tenait pas compte à chaque pas qu'on fait, on s'exposerait à des méprises de plus d'un genre. Prenez, en effet, dans le monde, toute manifestation d'amitié pour ce sentiment lui-même, et bientôt vous serez détrompé de votre illusion. Par combien de causes, par combien de motifs secrets, les sentimens les plus opposés revêtent souvent les mêmes formes! La proposition inverse n'est pas moins vraie, et son application moins exacte, la même cause pouvant produire des effets très-variés : la joie fait rire et verser très-souvent des larmes. Prenez toujours cette manifestation pour un signe qui ne signifie que tristesse, et votre erreur est manifeste; des

vers placés dans le tube intestinal excitent chez
l'un des mouvemens organiques très-rapides de
tout l'appareil digestif : l'appétit augmente et s'avive.
Une fois convaincu de leur présence, dites qu'ils
ne peuvent pas donner chez d'autres la stupeur
et l'anorexie, et votre conclusion est hors de la
réalité.

Ainsi *unité* et *diversité* à la fois : voilà tout le
mystère des apparences trompeuses des objets. C'est
ici que tous les principes que nous avons annoncés
sur les causes prédisposantes reçoivent une application pleine et entière. C'est ici que vient se
placer aussi la méfiance qu'on doit éprouver à se
guider *uniquement* par la considération des symptômes dans la détermination des maladies. On ne
peut bien apprécier cette vérité, sans admettre,
d'une manière absolue, la distinction dont nous
parlons. Des maladies identiques, en effet, ne se
présentent pas sous le même groupe de symptômes.
Si parfois ils sont les mêmes, leur harmonie ordinaire, leur combinaison mutuelle a disparu ; il
peut y avoir en plus ou en moins, dans un degré
d'intensité, ou dans un autre, quelquefois même
sous un ensemble tout opposé à celui que la maladie montre le plus fréquemment. La peste de
Vénise, en 1575, s'était introduite sous un masque
tellement trompeur, qu'elle déjoua la vigilance et
le savoir des médecins. Une observation patiente
et attentive parvint à la reconnaître, et c'est pour

consacrer cette vérité , que Stoll dit dans ses aphorismes : *Les mêmes symptômes d'une mala- die ne signifient pas tout-à-fait la même chose.* Il eût été difficile aux médecins de parvenir à des notions philosophiques des maladies sans l'étude de ces différences *de forme* , avec la même nature , ou des différences *de nature* exprimées par les mêmes formes. Prenez pour exemple la dysenterie. On sait tout ce qu'on a écrit sur sa nature , sur ses espèces , et encore on n'est pas tout-à-fait d'accord sur ce point. Or , un médecin véritablement éclectique et muni de la doctrine que nous avons établie, n'aura pas de peine, tout en ne désavouant aucun des travaux faits sur cette maladie , à re- connaître que Stoll avait autant raison en admet- tant une dysenterie de nature *gastrique* , *bilieuse* , qu'Heredia et Sydenham en reconnaissant *la bilieuse putride* , et les médecins de Breslaw la *nerveuse.* Si tous ont raison dans le cercle des faits qui se sont présentés à leurs observations, qu'en conclure? Que tous ont tort , quand ils veulent nier ceux qui appartiennent aux autres , et que les médecins de Breslaw , par exemple , ont eu autant raison d'employer les anti-spasmodiques , et de les recom- mander dans les cas semblables à ceux qu'ils ont vus, qu'ils ont été peu fondés à proscrire, dans tous les cas , l'usage des acides ; comme Zimmermann à rejeter les astringens, Mercatus, les purgatifs ; et notez que par cette méthode , sans dire que la

médecine date d'hier , et sans mépriser les travaux
des siècles , tout en admettant les faits tels qu'ils
se sont présentés , nous ne faisons que les rassem-
bler pour former un tout ; puisqu'en effet , si ,
dans chacune de ces manières de voir , il y a du
vrai , sans que toute la vérité y soit , la conséquence naturelle est que la vérité tout entière n'est
représentée que dans leur ensemble ; résultat
qui n'a été obtenu , du reste , que par l'étude
comparative des épidémies dysentériques. Et une
remarque digne d'être notée, c'est qu'il arrive dans
les divisions secondaires des sciences , ce qui se
passe dans les sciences elles-mêmes , considérées
en grand. Si l'on a établi en principe , *toute maladie est de nature asthénique ,* on sera aussi porté
à dire, dans les divisions secondaires de la science ,
toute dysenterie est de nature asthénique ; ce qui
prouve , pour le dire en passant , que les idées
théoriques ne sont pas si éloignées qu'on le croit ;
de leur influence sur la pratique ; que les hommes
mêmes qui affectent le plus de mépris pour ces
sortes de considérations , se laissent conduire par
leur influence même sans s'en douter ; et enfin ,
qu'il est de la dernière importance de les faire
toujours marcher ensemble , les corriger ou les
perfectionner par leur commerce non interrompu ;
la théorie n'étant qu'une manière de voir les faits
comme ils sont, quoiqu'en raccourci elle puisse
être comparée aux principes de législation qui

dirigent un corps politique, et auxquels se rap-
portent toujours, malgré eux, les administrateurs
subalternes.

Un des médecins qui se présentent en première
ligne à l'esprit, quand on médite sur ces matières,
c'est le célèbre Stoll, et c'est à son habileté-pra-
tique à distinguer cet état composé des maladies
et toutes les formes que la même affection peut
revêtir, qu'on doit les succès si éclatans qu'a
offerts sa pratique ; et son *Ratio medendi* doit être
surtout pris comme un modèle de supériorité
et de ce tact médical qui décèle la nature d'une
affection, non pas par une analyse philosophique
et savante, si l'on veut, mais bien par un coup
d'œil propre au génie aidé de l'observation. Fondé
sur la différence qu'il avait vue entre la nature
des affections et les formes les plus variées dont
elles se revêtent, il créa même des dénominations
qui, comme des formules chimiques, dénotaient
les résultats. De ce nombre sont les fièvres *bilioso-
inflammatoires* et *bilioso-putrides*.

Tous les médecins avant lui avaient bien admis
des fièvres bilieuses, des états bilieux, en un mot,
différens, sous plus d'un rapport, de tous les
autres états qui ont une existence indépendante.
Stoll a l'avantage d'avoir étudié mieux que personne, et cet état et ses complications, et c'est à son
école qu'on doit d'avoir bien tracé les indications
en général des évacuans. Considérant les causes

de cet état bilieux comme capables de laisser
une empreinte uniforme sur toute l'économie,
et plus marquée sur le systême hépatique, il a
reconnu, dans le tempérament bilieux, comme dans
l'état morbide qui constitue la base des fièvres de ce
nom, une manière d'ètre qui, différant de toute autre
par sa nature, se prononçait avec le même caractère
dans ses irradiations sympathiques. Les autres organes, en un mot, une fois influencés par cet état,
présentent, dans la condition vitale qui les distingue,
les caractères propres aux affections bilieuses ; ainsi
il y a des pleurésies bilieuses comme des frénésies
du même genre , dont le traitement est analogue à
celui des affections primitives. Sans doute Stoll exa-
gère peut-être ce genre d'influence et de disposition ;
sans doute il explique par l'humorisme conçu à
la manière des Anciens , les faits bien avérés dont
il fut témoin ; ses éphémérides elles-mêmes nous
montrent des exemples par lesquels on voit qu'il
a quelquefois négligé le degré que l'irritation locale
avait pris , et qui l'avait fait passer à l'état d'irritation inflammatoire , nature d'irritation que l'insuccès du traitement , aussi-bien que l'autopsie,
venait confirmer après. Sans doute , on peut se
permettre encore , contre ce grand maître , un
reproche qui , appliqué à un homme de génie,
perd toute sa valeur : il a porté la hardiesse jusqu'à employer le vomitif dans des cas très-avancés
de la maladie. Ce sont de grands coups qui restent

réservés aux grands praticiens, et qu'il n'est pas
permis à tout le monde d'imiter, par cela même
que tout le monde ne partage pas leurs qualités
éminentes. Les reproches qu'on fait entendre tous
les jours, semblent se présenter en masse aux
adversaires de Stoll, quand ils parlent de la manière de traiter les fièvres puerpérales ; mais, tout
en convenant que les précédens reproches peuvent
fort bien avoir été en partie mérités, il y a cependant, quant au dernier, une circonstance qui
peut justifier pleinement ce grand homme. Les
malades qu'il recevait à l'hôpital confié à ses soins,
devaient naturellement se trouver dans une prédisposition très-favorable aux affections gastriques,
la nature du climat, et leur séjour dans l'hospice
étant suffisans pour la produire.

On serait tenté peut-être de conclure, d'après
ce qu'on vient de dire, qu'une fois la nature de
l'affection déterminée, et la méthode convenable
adoptée, on devrait fort peu s'occuper de la forme,
au moins quant au traitement. On pourrait bien
avoir raison, quand les organes sur lesquels la
maladie établit son siége, peuvent être d'une valeur
secondaire pour le soutien de la vie. Dans le règne
d'une affection catarrhale qui se montre sous l'apparence d'odontalgie, celle-ci disparaîtra d'elle-
même, quand la première aura été détruite; mais
l'attention qu'on doit donner à la forme de la maladie, varie quand elle intéresse des organes dont

l'importance est majeure. Les observateurs déjà cités des épidémies de Naples et de Gœttingue, ont remarqué, en effet, que les *formes* pleurétiques et péripneumoniques des affections catarrhales étaient souvent un signe de malignité. On a eu occasion de faire de pareilles observations en étudiant l'action des miasmes dans l'économie. Cette action, en effet, dirigée plutôt sur tel ou tel organe, a produit ici des gastro-entérites ; là des céphalites qui doivent appeler dans ces cas toute l'attention du praticien.

Sans doute le genre de distinction entre *fond* et *forme* de la maladie a été exagéré dans ses applications par quelques auteurs des épidémies, très-estimables d'ailleurs. C'est une tache qu'on est fâché de rencontrer dans le beau travail de Wagler sur la fièvre muqueuse. Au lieu de présenter les exanthèmes comme une *forme* tout au plus affectée par la maladie, il en fait des espèces ou genres de complications : même remarque quant aux otalgies, aux coryza, aux odontalgies, dont l'existence suivait toutes les faces de l'affection dont ces maladies n'étaient en réalité que les formes. Et si l'on était tenté de croire que notre distinction n'est qu'une subtilité d'école dont la pratique n'a pas à s'inquiéter, on serait bientôt convaincu du contraire, en voyant, à notre partie sur le traitement, les inconvéniens fâcheux qui en sont résultés souvent pour ne l'avoir pas faite. Il nous serait, du reste, très-facile d'étendre ce reproche à plusieurs des auteurs les plus illustres des épidémies muqueuses. C'est de cette manière qu'une étude comparée des mêmes affections à l'état épidémique jetterait la plus vive lumière sur chacune des maladies du cadre nosologique, aussi-bien que sur l'ensemble des dogmes de la pathologie. C'est enfin, par une méthode impartiale, et qui, sans intérêt pour aucun système, n'en reconnaît d'autres que celui de la vérité, qu'on parvient, dans l'étude des épidémies, à louer ou à blâmer, selon l'occasion, et qu'on profite, au milieu des données positives dont ces maladies enrichissent la science, des fautes mêmes échappées aux hommes d'un talent supérieur. Et qu'on ne soutienne pas qu'elles ne peuvent nous être utiles. Le chimiste, dans l'emploi des réactifs, a beaucoup fait pour un cas donné, quand il sait que tel et tel corps ne peut lui servir pour reconnaître la substance qu'il cherche ; nous de même, nous avons simplifié le problème, une fois que nous avons fermé une des issues qui pourraient nous conduire à l'erreur.

La distinction que nous proclamons ici, et qui est d'une si grande utilité-pratique, comme l'étude des épidémies le fait connaître, est sans contredit difficile ; mais s'il fallait l'abandonner, à ce titre, l'esprit humain deviendrait bien paresseux dans l'étude de tous les problèmes qui reconnaissent l'homme pour objet. Et n'y a-t-il pas moyen, nous dira-t-on, de reconnaître quand une affection est essentielle , et quand elle n'est que la forme d'une autre ? Nous avons des moyens sans contredit de faire cette distinction , et c'est dans l'étude même des symptômes que nous pouvons les puiser.

Prenons pour exemple les pleurésies rhumatismales. L'étude des causes atmosphériques a dû nous avertir d'avance du genre d'influence qu'elles peuvent produire; et notons en passant que ce genre de causes générales, si différentes de celles qui déterminent des effets spécifiques, comme les affections produites par des gaz délétères et des foyers d'infection, etc., pouvant développer souvent des effets très-divers, il faut, pour être à même de ne pas tomber dans l'erreur, suivre la cause depuis son apparition jusqu'au développement complet de la maladie; c'est alors que, mesurant l'une par l'autre, la maladie par la cause, et celle-ci par l'intensité et la nature de l'affection, on peut apprécier leur rapport et juger approximativement de la valeur des principes générateurs, évitant l'écueil d'être accusé de dire *post hoc ergo propter hoc ;* or , ce genre de recherches préliminaires déjà fait, l'inflammation dont nous parlions, quoiqu'ayant le même siége , diffère essentiellement d'une franche et simple affection pleurétique. Le début de ces deux affections n'est pas, en général, le même : la maladie vraie s'annonçant par une douleur vive , aiguë, tandis qu'il est rare que la rhumatismale

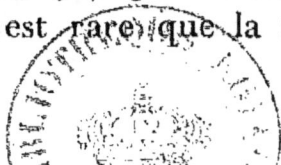

7

n'ait été précédée de quelques attaques vagues de rhumatisme, symptôme déjà d'une grande importance. La douleur elle-même n'est ni très-fixe, ni même trop vive, dans la pleurésie de cette dernière espèce ; indéterminée jusqu'à un certain point dans le siége qu'elle occupe, elle s'étend souvent jusqu'au muscle de l'épaule et du cou ; le malade éprouve de la difficulté à déterminer l'endroit fixe de la douleur, tandis qu'il l'indique très-bien dans tout autre cas. Une foule d'autres considérations tirées des crises, des terminaisons, etc., viennent compléter les différences entre ces sortes de maladies.

Ceci prouve déjà l'utilité pratique que la médecine a dû retirer de l'analyse clinique appliquée à l'étude des maladies populaires. Sarcone en fit un emploi aussi sage qu'utile, dans les pleurésies bilieuses qui régnaient à Naples. La douleur s'y montrait d'abord bien vite, et l'inflammation tardait encore trois jours à paraître : l'emploi de la saignée eût infailliblement échoué contre un élément tel que la douleur, qui paraissait le générateur de l'état phlogistique. Aussi Sarcone employa l'opium qui la fit avorter.

L'étude des maladies typhoïdes confirme encore tout ce que nous venons d'établir. On ne peut pas se refuser à considérer le typhus comme une maladie *sui generis*, qui diffère même de celles avec lesquelles on peut le plus souvent la confondre, par cela

même qu'ayant plus d'analogie entr'elles, la complication est dans l'ordre de leur affinité. Tel fut le
typhus de Mayence en 1813 et 1814, compliqué de
fièvres malignes; ce sont même ces complications
ou bien la méprise de prendre la *forme* pour la
maladie elle-même, qui a pu en imposer aux observateurs; explication plus que suffisante pour excuser
les théories diverses qu'on a bâties sur sa nature.
Ces méprises remontent plus haut que notre époque:
déjà Galien avait avancé qu'il y avait dans le typhus
une fièvre qu'il appelle ardente, produite par l'érysipèle du foie; mais il est excusable, en ce que
de son temps on n'avait pas étudié aussi-bien
que de nos jours, toutes les diverses espèces de
typhus, simple ou compliqué, contagieux ou
non, etc. Cette doctrine est appuyée par l'autorité
si respectable du professeur Fodéré : *c'est à la
réaction*, dit cet habile médecin, *que sont dus les
phénomènes observés sur les cadavres, car de prime
abord les symptômes indiquent plutôt une cons-
triction spasmodique qu'un état voisin de l'inflammation.*

La nature du typhus, c'est-à-dire la manière avec
laquelle le miasme affecte l'économie, a paru spécifique même aux systématiques les plus décidés.
Ceux de nos jours ne pouvant trouver, dans cette
maladie, la douleur locale qui accompagne la gastrite, ont admis une inflammation de l'estomac sans
douleur; à dire vrai, cette gastrite latente, sympa-

thiquement répétée sur tous les organes, et en particulier sur le centre nerveux, produit, selon eux,
la stupeur, l'abattement, qui caractérisent cette
maladie ; cependant, pour être conséquent, il faudrait que ce fussent des convulsions, le délire ;
car, d'après leurs lois, l'irritation sympathique ne
fait que copier la nature de celle qui l'a fait naître.
Aussi la force des faits et des faits nombreux leur
ont fait avouer, que *le poison gazeux putride*
affaiblit la puissance vitale et la chimie vivante.
Chirac tomba dans la même erreur de prendre la
forme de la maladie pour la nature de celle dont
elle n'était que l'apparence, et les méningites et les
encéphalites qu'il trouva dans l'épidémie de Rochefort, pour 1694 lui parurent des motifs suffisans
pour proclamer l'existence des irritations inflammatoires, comme l'affection elle-même.

Si donc le typhus reconnaît l'inflammation comme
un de ses élémens, et si l'étude des épidémies nous
a appris à ne pas le regarder comme un degré plus
ou moins intense de l'irritation inflammatoire, il
ne faudra pas non plus le considérer comme un
mélange plus ou moins informe d'élémens gastriques, nerveux, muqueux, qui par leur addition, for-
meront cette maladie. Certes, il n'est pas difficile
dans les premières maladies données, de trouver
chacun de ces élémens à un degré plus ou moins
intense : le typhus paraît donc être essentiellement
constitué par une lésion primitive du système ner-

veux, qui provoque à sa suite l'irritation, la congestion
et même l'inflammation des méninges. Les descriptions des épidémies de ce genre en font foi, depuis
celle décrite par Low, et qui régna à Presbourg en
1683, jusqu'à celle dont Brera s'est rendu l'historien,
et qui régna à Padoue en 1814. Je le répète encore,
chacune des autres affections constitutives peuvent
bien s'y joindre comme complication : certains
auteurs, entr'autres M. Fodéré, pense que la fièvre
lente nerveuse décrite par Huxham pour 1740 à
Plymouth, n'était qu'une complication du typhus
avec la fièvre catarrhale : il nous semble pourtant
que cette opinion pourrait être sujette à discussion.

Nous pourrions faire les mêmes remarques quant
à la peste et à la fièvre jaune.

Comme il n'est pas rare, dans le cours de la
pratique ordinaire, de voir un individu attaqué
à la fois par plusieurs maladies, la gale, par exemple, et la syphilis, il n'est pas étonnant non plus,
surtout dans le cours d'une épidémie régnante,
de voir des causes générales ou spéciales qui viennent joindre leur influence à celles qui ont primi-
tivement donné naissance à la maladie; de voir,
dis-je, ces causes produire des prédispositions chez
plusieurs individus, diverses de celles que la cause
primitive avait déjà établies. Rœdérer et Wagler
ont tracé un tableau fidèle de ces sortes de
complications, que la maladie principale entre-
tenait, tantôt avec des dysenteries, plus tard

avec des fièvres intermittentes ; enfin, avec des petites-véroles, etc. Une maladie générale épidémique n'exclut pas plus la manifestation des autres maladies, que la cause générale n'est incompatible avec toutes les autres qui peuvent se présenter. Or, la complication des causes suppose la complication des affections : conduit par cette vérité, Selle a trouvé que, dans l'épidémie de Naples, il y avait quelque chose de plus qu'une fièvre muqueuse, et il ne serait pas éloigné de croire à une complication avec le typhus, idée qui aurait la garantie, et dans les symptômes eux-mêmes, et dans la complication des causes ; puisque à celles qui suffisent pour produire une affection muqueuse, se joignaient la disette et la mauvaise nourriture.

Ce principe des complications n'avait pas échappé à la sagacité du divin vieillard ; aussi, dans son style élégant à la fois et concis, il nous dit, quand il nous parle des maladies des femmes, *sunt qui sese alii ad alios, ut fratres, ferunt morbi ;* et ailleurs : *qui sunt communes affectus, et qui cognationem habent.*

Les complications une fois admises, l'observation et l'étude des épidémies ont dû nous montrer qu'elles sont souvent déterminées par les alliances naturelles qui unissent entr'elles les diverses affections : or, un corollaire inévitable de ce principe, c'est qu'on aura pu mieux établir ces affinités elles-

mêmes , ou bien séparer celles qui n'en avaient
que dans les phénomènes purement extérieurs ,
étude d'autant plus difficile , que , dans les objets
dont la ressemblance est grande , l'esprit a besoin
d'un haut degré d'attention pour saisir des différences. Nous nous contenterons de quelques exemples , dans l'impossibilité de les citer tous. Une
des maladies qui est destinée à se jouer des médecins peu expérimentés par le caractère prothéi-
forme qui la distingue , c'est sans contredit la dysenterie. Or , remarquez que c'est précisément une
de celles qui apparaissent tant comme épiphéno-
mènes que comme ouvrant le cortége d'une foule
de maladies dont la tendance à l'adynamie ou à
la malignité , est remarquable. Aussi se présen-
ta-t-elle comme épiphénomène dans la maladie
putride dont Diodore de Sicile nous a donné
l'histoire , et que nous avons cité plus haut. Lisez Wagler ; ouvrez le livre de Sarcone ; méditez
la seconde constitution d'Hippocrate , qui tous
décrivent la même affection muqueuse , et vous
serez étonnés de trouver constamment les diarrhées
ou les dysenteries qui préludent déjà à l'apparition de l'affection principale. On dirait que ces
maladies sont pour l'épidémie elle-même , comme
les prodromes qui l'annoncent. Stoll , dans ses
éphémérides pour l'annnée 1777 , nous expose la
même vérité , quoiqu'à l'occasion d'une autre maladie: *Lorsqu'une fièvre bilieuse domine,* nous dit-il,

et particulièrement la pleurésie du même caractère,
beaucoup d'autres affections moins graves, pas
encore bien formées, ni caractérisées par les signes
qui leur sont propres, se montrent en même temps,
comme composant le cortége de la maladie principale.

Or, tout le monde sait avec quelle facilité la
dysenterie, par exemple, se transforme en maligne,
revêt le caractère adynamique, surtout quand elle
règne épidémiquement. Aussi la fièvre muqueuse
qu'elle précède, devient facilement fièvre catarrhale maligne (celle de Huxham, de Wagler et même
de Sacrone), fièvre lente nerveuse (celle de Stoll),
ou, pour nous exprimer avec plus d'exactitude, se
complique avec la fièvre putride. Or, quand on
ne tient pas compte de ces complications, comme
il est arrivé à plusieurs nosographes, on est dans
l'impossibilité de modifier la thérapeutique.

Contradictoirement, cette même fièvre se complique bien rarement avec les inflammatoires, et
c'est encore aux épidémies qu'on doit la connaissance de ces sortes de répugnances; je sais bien
qu'on prétend avoir constaté des traces d'inflammation; il est cependant à craindre que ces excellens
observateurs ne se soient tant soit peu mépris sur
les caractères fugaces qui distinguent les véritables
inflammations, des irritations propres aux fièvres
muqueuses. Aussi, Sarcone et Wagler ne se déci-
dent pas à nous dire franchement leur manière de
voir là-dessus; et si toutefois, dans certains cas,

le caractère inflammatoire était plus décidé, on
peut dire qu'il avait quelque chose de propre, que
le traitement surtout révélait d'une manière assez
claire, puisque les saignées opposées à cette sorte
d'inflammation, comme on aurait pu le faire à celle
d'un caractère franc et vrai, ont eu le plus grand
insuccès ; des convalescences longues, des crises
imparfaites ou la mort en étaient les suites, et c'est
ici qu'on voit, quand on arrive à ces résultats, que
les épidémies sont la véritable pierre de touche
pour juger définitivement un système. Certes, s'il
fallait admettre que les sécrétions augmentées, que
les congestions, que les douleurs portent avec elles
toujours l'empreinte de l'inflammation, et par conséquent l'indication des antiphlogistiques, il faudrait d'abord trouver dans toutes les maladies ces
mêmes signes, les voir monter en grade comme
en intensité, depuis l'érysipèle jusqu'à la peste.
Nous l'avons dit ailleurs en parlant du rhumatisme
catarrhal : tous ces phénomènes n'ont jamais, comme
aucun de ceux qui constituent le cercle de nos
fonctions physiologiques ou pathologiques, une
valeur absolue, ce sont des chiffres dont la repré-
sentation est relative à la place qu'ils occupent dans
la quantité que leur réunion exprime. Tous les
médecins connaissent, du reste, les différences qui
caractérisent ces deux sortes d'irritation, muqueuse
et inflammatoire; donc, la production fréquente
des vers dans la première, n'est pas la moindre.

Nous pourrions poursuivre ces parallèles dans les autres affections primitives ; qu'il nous suffise de noter, que l'étude approfondie des épidémies a eu la même influence pour bien connaître l'état du scorbut, et que ses complications ordinaires avec les fièvres adynamiques ont porté quelques auteurs distingués, à le regarder comme ayant une analogie frappante avec ces affections. Quels avantages, du reste, n'a-t-on pas retirés, sous ce rapport, par l'observation des fièvres exenthématiques ? Il serait curieux de pouvoir développer tout ce que l'étude de ces complications avec des fièvres essentielles a dû faire apprendre, et l'on n'ignore pas tout le parti que Huxham et Sidenham ont retiré de cette étude, ainsi que le beau canon-pratique qui découle de la connaissance des états locaux consécutifs, qu'on peut par-là facilement prévenir. C'est encore l'étude des complications qui nous a appris que la variole peut survenir pendant que la vaccine n'a pas parcouru tous ses périodes.

Nous sommes forcés d'indiquer sommairement ces choses-là, un plus ample détail nous conduirait fort loin.

La vérité de ce que nous venons d'établir sur les complications est si grande, que si par hasard on voit dans le règne d'une épidémie une autre maladie qui n'ait pas d'analogie avec la principale, survenir ou précéder cette dernière, on voit aussi, par le fait seul de leur manque d'affinité, que :

l'une comme l'autre, elles suivent leurs périodes sur
des individus indifférens et sans s'allier entr'elles.
On a vu, en effet, dans une épidémie de dysenterie
qui sévit à Cologne en 1795, une fièvre nerveuse, qui l'avait précédée, conserver toute son
activité, sans se compliquer l'une avec l'autre.

16.° Considérer une épidémie en elle-même
comme une maladie individuelle, dont l'invasion,
la marche et la terminaison seraient réglées, a
paru une idée purement spéculative à certains
auteurs. Il n'est pas difficile de faire pressentir le
contraire, et sous peine d'admettre qu'elles n'ont
ni commencement, ni fin, il faudra bien se résoudre
à voir dans cette considération une grande utilité
pratique; et si l'assertion de Pline, qui voulait que
les épidémies ne dépassassent jamais trois mois, est
exagérée, il n'est pas moins vrai que l'idée que nous
proclamons peut encore donner quelques avantages.
Nous avons déjà fait observer, quant aux causes
atmosphériques, que leur influence, se faisant sentir
graduellement, on voit toujours la maladie qui va
s'établir, préluder par des affections du même genre,
plus ou moins bénignes, et qui attaquent les mieux
prédisposés. Or, la même réflexion peut s'appliquer
à celle dont l'origine est constamment ou presque
toujours contagieuse. Cependant si ces considérations sont généralement vraies, quant au nombre
des malades, elles ne sont pas si facilement applicables à l'intensité de la maladie. La première

constitution observée à Thase, nous montre une
épidémie dont les dangers étaient moindres à son
invasion, comme on peut facilement s'en convaincre,
si l'on compare ce que dit Hippocrate sur les fièvres
ardentes bénignes, par lesquelles elle débuta, et
dont personne ne mourait, avec ce qu'il dit plus bas
des phthisies qui s'en suivirent *et dont le nombre
des morts fut considérable* ; cependant l'assertion de
Vallès, qui voudrait assigner cette même innocence
aux premières périodes de toutes les épidémies, est
évidemment exagérée, puisque Sarcone nous assure
n'avoir vu aucune des dysenteries qui précédèrent
les fièvres malignes de Naples, être guéries par les
forces seules de la nature, ce qui démontre, sans
contredit, les dangers dont elles s'accompagnaient.

Hâtons-nous de dire aussi, que souvent on ne
peut rien déduire d'une épidémie à une autre de
la même nature, observée dans un autre temps ou
dans un autre lieu. C'est ainsi que, si l'on compare
la dysenterie de Londres de 1669 avec celle de
Nimègue pour 1736, on voit que la première sévit
avec violence dans son principe, tandis que la
seconde augmenta en intensité comme en danger,
à mesure qu'elle parcourait ses périodes.

Et l'on sent déjà tout l'intérêt-pratique que
comporte cette distinction, puisqu'une épidémie
qui prélude, mais qui n'est pas dangereuse par son
intensité, laisse à l'observateur le loisir convenable
pour l'étudier, la suivre dans sa marche, prédire

les formes qu'elle pourra prendre, et les moyens qu'en conséquence il faudra lui opposer. On a voulu ôter à Sydenham une partie de sa gloire, quand on a supposé que c'était plutôt à la nature qui, vers la fin de l'épidémie, opérait sa solution spontanée, qu'à ses méthodes curatives tardivement conçues qu'il fallait attribuer le succès de sa pratique. Mais, à part toute autre considération, on n'a tenu aucun compte dans ce reproche de cette invasion subite de plusieurs des épidémies qu'il nous décrit, et qui les rendait d'autant plus difficiles à déterminer.

Les observateurs ont été plus loin : on n'a pas cru seulement trouver dans une épidémie les mêmes périodes que dans une maladie individuelle ; on a observé encore que, dans chaque cas d'épidémie, celle-ci avait des périodes dont la nature et l'intensité étaient analogues à ceux de l'affection régnante. Cette observation qui suppose un esprit de réflexion remarquable, doit avoir quelque influence sur la pratique. Si la période de crudité, par exemple, était longue autant dans les affections individuelles que dans l'épidémie elle-même, on pourrait expliquer par-là la mortalité et le danger qui caractérisent certaines maladies populaires à leur début, l'observation clinique ayant appris que l'événement est en général funeste, si la terminaison se fait pendant la période d'irritation.

Dans certaines épidémies de fièvres jaunes, on a pu observer que, dans la seconde période, l'ictère

devenait une terminaison bien plus favorable, qu'à
d'autres époques de l'épidémie elle-même. C'est
aussi à cette distinction des périodes de la maladie,
considérée en grand, qu'on peut rattacher certains
faits qui autrement sont très-obscurs; elle peut, en
effet, nous rendre compte de la diversité d'opinions
sur la propriété contagieuse de certaines affections,
puisque le typhus lui-même, qui tient dans son
origine à des causes locales circonscrites, devient
contagieux quand il a parcouru certains périodes
d'une manière épidémique. M. le professeur Delpech
l'a démontré d'une manière incontestable pour la
gangrène d'hôpital, qui, une fois développée par
des causes épidémiques, se propage par contagion
tant médiate qu'immédiate. Les partisans les plus
décidés de l'infection de la fièvre jaune, et le docteur
Hilary entr'autres, avouent qu'elle peut revêtir le
caractère contagieux quand l'épidémie a acquis
son plus haut degré de malignité. Les discussions
sur le caractère contagieux dans quelques circonstances des fièvres, qui ne le revêtent pas dans le
cours ordinaire, tels que les catarrhales, la dysenté-
rique et autres, peuvent également s'expliquer par
les données que fournit la distinction en période
de l'épidémie elle-même; arrivées en effet à leur
maximum, ces sortes de maladies se compliquent
souvent avec les affections adynamiques, et le
résultat est le développement de la faculté contagieuse.

Toute épidémie peut bien montrer plus de vi‑
gueur au commencement ou au milieu, mais elle
ne cesse complétement sans avoir graduellement
diminué de son intensité ; aussi Stoll, dont l'œil
pénétrant ne perdait aucun détail nécessaire ou
utile pour le succès-pratique, donne pour conseil
aux jeunes médecins de débuter dans leur carrière
vers la fin d'une constitution médicale.

Ce que nous venons de dire à propos des ma‑
ladies qui peuvent revêtir le caractère contagieux,
qui, du reste, n'est pas nécessairement lié à leur
existence, indique suffisamment le profit que la
science médicale a dû retirer de la considération
de cet élément qui s'unit si souvent aux maladies
épidémiques. « On doit considérer la contagion, dit
» M. le professeur Caizergues, comme un carac‑
» tère accidentel et relatif, qui, semblable à tout
» autre élément, peut se joindre à plusieurs ma‑
» ladies qui ne sont pas par elles-mêmes conta‑
» gieuses, tandis que cette faculté peut manquer
» dans celles qui le sont le plus souvent; » (Mé‑
moire sur la contagion de la fièvre jaune) prin‑
cipe évident par le nombre de faits dont il n'est
que l'énoncé. Il nous explique pourquoi la peste
elle-même, dont parle Thucydide, ne fut pas con‑
tagieuse pour les Péloponésiens. Il nous révèle
pourquoi la petite-vérole à l'état sporadique ne se
propage pas à toute une ville, elle qui, plus que
toute autre maladie paraît douée du caractère conta‑

gieux. Par lui enfin , nous pouvons nous rendre compte des opinions de certains auteurs sur la contagion de la phthisie pulmonaire ; c'est qu'en effet le caractère contagieux peut être plus ou moins attaché à une maladie , selon que le concours des circonstances concomitantes favorisera , ou non, son développement. Les maladies qui révêtent ces caractères ont ces traits de ressemblance frappante avec les héréditaires, que , comme ces dernières, dont quelques-unes se transmettent nécessairement, tandis que chez d'autres la transmission n'est pas essentielle, le caractère contagieux est plus attaché à certaines affections qu'à d'autres. Quelle différence , sous ce rapport , entre la petite-vérole et une fièvre catarrhale !

La faculté de garder le germe , sans faire voir à l'extérieur son existence , est encore une propriété qui leur est départie en commun avec les héréditaires , et l'étude de ces deux classes de maladies nous a dévoilé cette faculté étonnante , par laquelle l'organisme mis dans telle condition pathologique, devient apte à faire naître une modification vitale, semblable sur tout autre individu ; faculté qui , pour ne parler que des contagieuses , ne peut être comparée dans l'économie elle-même , qu'à cette aptitude par laquelle un individu , parvenu à une certaine période de sa vie physique , peut reproduire facilement son semblable. La production du miasme contagieux, comme celle de l'embrion , est aussi mystérieuse, son origine aussi obscure, son mode de formation aussi inexplicable, et *je ne puis rien voir de commun*, dit avec tant de raison M. le professeur Lordat, *entre leur formation et le simple mouvement ou les sensations.*

On sent tout l'intérêt qui résulte pour la société, comme pour la science médicale, de l'étude de la contagion. Sa présence, du reste, peut bien nous être révélée jusqu'à un certain point, dans le début d'une maladie populaire; les épidémies en effet, après avoir été annoncées par des affections plus bénignes, quoique de la même nature, sévissent tout-à-coup sur l'ensemble de la population, et leur gravité, comme nous l'avons dit, augmente le plus souvent à mesure que l'épidémie parcourt ses périodes, différentes en cela des contagieuses, dont on peut suivre l'itinéraire, et tracer, pour ainsi dire, la marche.

Les médecins se sont également attachés à reconnaître les signes auxquels on pourrait, dans certains cas, deviner la nature contagieuse d'une maladie, considérée dans le cas particulier d'un individu qu'elle vient d'atteindre; l'état des forces vitales a appelé surtout l'attention, et la syncope, comme signe indicateur de ces forces, a été observée et donnée comme preuve de l'action infectieuse de la peste, de la fièvre jaune et des fièvres intermittentes pernicieuses qui ne sont pas rares. Le dégoût pour toute sorte d'aliment a été énoncé

8

de même comme le prodrome de certaines contagions, surtout, dit-on, quand l'infection a été introduite par les organes gastriques, et l'on sait la valeur qu'Hippocrate a attachée à ce signe dans les cas de fièvres pestilentielles. On pourrait même y ajouter, je crois, la lésion de l'odorat par une sensation désagréable et comme putride. Les médecins de la commission française à Barcelone nous en ont fourni quelques exemples.

17.º Parler des signes propres à la contagion, c'est déjà entrer dans la vaste carrière de la séméiotique, de cette partie si difficile à la fois et si nécessaire dans notre art. Désigner, même rapidement, tous les avantages que l'observation des épidémies a pu rendre à cette partie si importante des études cliniques, exigerait sans doute un travail spécial bâti par des mains moins faibles que les nôtres, et dire que les *prænotions* et les *pronostics* ne renferment que des principes déduits des épidémies d'Hippocrate, serait déjà faire la part que l'étude des maladies populaires a eue dans la séméiotique. Dans l'impossibilité de traiter cette partie avec toute l'étendue qu'elle réclame, contentons-nous donc d'indiquer, en passant, quelques-uns des points qu'elle a pu éclaircir.

Non in uno signo tantùm, sed ex plurimum consensu. Cette sentence, qui est surtout applicable à l'apparition des signes fâcheux, et qui, énoncée dans le sens général, peut aussi-bien s'entendre du

Bon que du mauvais signe, a reçu quelques modifications, puisqu'un seul signe, tiré d'une fonction majeure, peut encore soutenir l'espoir du
médecin, contre une foule d'indices fâcheux qui
l'accompagnent. Tissot, auteur de la belle description des fièvres bilieuses de Lausane, a remarqué
avec sagacité, que si, à la troisième période de
la maladie, la respiration devenait naturelle, on
pourrait bien pronostiquer du malade, quand
même les autres signes seraient funestes. Vallès a
dit qu'il faut la réunion de plusieurs bons signes
pour en détruire un mauvais ; vérité généralement
reconnue, mais peu applicable au cas dont nous parlons, puisque la réunion des signes fâcheux ne pouvait pas effacer l'influence d'un seul, mais bon. Tout
ceci, je le répète, n'implique rien contre la vérité
du précepte, que le pronostic doit être déduit
de l'ensemble des signes, de même qu'on déter-
mine la maladie par l'ensemble des symptômes.
Aussi chez Hermocrate qui périt le onzième jour,
tous les signes fâcheux se réunirent avec l'assoupissement pour faire porter un pronostic défa-
vorable, tandis que le fils de Pithyon fut sauvé ;
quoique ayant l'assoupissement, il n'eut aucun
des signes concomitans qui pouvaient faire mal
présager.

L'auteur espagnol que nous venons de citer, dit
encore expressément, que c'est au rapport des
signes entr'eux, aussi-bien qu'à l'époque de leur

apparition, qu'il faut s'attacher de préférence dans
leur juste appréciation, précepte qui a été pleinement confirmé par l'étude des maladies populaires. Degner nous fait remarquer que si dans la
dysenterie épidémique de Nimègue, le hoquet
survenait dès le début de l'affection, c'était plutôt
un indice de complication vermineuse dont il ne
fallait pas s'alarmer, qu'un signal funeste du danger;
mais sa signification était bien plus dangereuse
quand il s'est montré à des périodes plus avancées
de la maladie. Les convalescens de la peste décrite
par Thucydide éprouvèrent presque tous la perte
de la mémoire, sans aucun accident fâcheux. Quelle
différence quand elle survient après le délire ou
qu'elle lui sert de prodrome ! La surdité se voit
comme crise, surtout dans les affections aiguës ;
mais quel malheur pour le malade, si elle vient à
la suite d'un délire furieux ! Aussi la femme d'Her-
mozégès n'échappa-t-elle pas après l'avoir éprouvée.

Dès phénomènes d'un ordre particulier accompagnent souvent certaines fièvres aiguës, et ces cas,
rares en eux-mêmes, mais plus rares encore dans
leur nature, ont pu être mieux étudiés, quand un
nombre assez considérable s'est présenté à l'observation. L'hydrophobie, comme symptôme qui accompagne parfois les fièvres rémittentes ainsi que les
intermittentes et les nerveuses, avait été déjà
notée par Hippocrate et plusieurs autres observateurs; mais l'épidémie décrite par Sarcone, en ayant

offert un nombre bien plus considérable, personne
mieux que cet auteur ne l'a dépeinte d'après nature,
la considérant, à juste titre, comme d'un très-mauvais
augure.

Les épidémies ont pu nous faire connaître,
par la répétition des cas, la constance avec laquelle certains signes se montrent à l'observation,
et leur rapport plus ou moins intime avec l'état du
malade ; et, pour ne citer qu'un exemple, le bruit
qu'occasionnent les liquides quand on les avale, et
qui est propre à un certain état de forces vitales,
a été noté par Hippocrate, comme constamment
funeste. Les sept livres des épidémies en font foi.

Si les limites de ce travail ne nous empêchaient pas
de poursuivre ce parallèle, nous pourrions encore
examiner une foule de phénomènes qui, tantôt de
simples symptômes, tantôt des signes indicateurs, ont
dû être, selon les circonstances et dans les diverses
épidémies, ou salutaires ou fâcheux. Nous ferions
voir alors des diarrhées très-fâcheuses, quand elles
sont survenues aux petites-véroles de l'épidémie
de 1700, décrite par les médecins de Breslaw ; et
les mêmes diarrhées devenir salutaires un an après
dans une épidémie d'ophthalmie, vue par les mêmes
observateurs. Nous montrerions enfin les aphtes
servant de solution à plusieurs maladies, symptomatiques dans les fièvres muqueuses, critiques dans la
fièvre continue de Sydenham de 1690, etc. Mais, hâtons-nous d'arriver à la dernière division de notre

travail : empressons-nous cependant de détruire une objection qu'on pourrait faire à notre doctrine.

On nous dira peut-être : Pour que l'histoire des épidémies devînt avantageuse, il faudrait au moins de l'uniformité entre les divers récits qu'on nous en fait. Il ne faudrait pas, par exemple, que Huxham appelât pestilentielle la même fièvre que Sydenham appelle inflammatoire ; que le flux de ventre de 1670 décrit par ce dernier et si bien dépeint par Willis, fût présenté sous les mêmes couleurs ; que les histoires des maladies de Naples, n'eussent pas une diversité qui approche de la contradiction.

Il faut d'abord convenir de la difficulté qui est attachée à ce genre de recherches, et dont nous avons fait la part dans nos considérations générales ; mais s'il fallait rejeter comme inutile dans les sciences, tout ce qui est sujet à litige, quel point de doctrine ne serait pas ébranlé, et combien d'assertions qui ne pourraient pas supporter un pareil examen en médecine ? La diversité entre Huxham et Sydenham, entre ce dernier et Willis, prouve seulement que les uns ou les autres avaient mal ou incomplètement observé ; mais conclure de là l'impossibilité de trouver un jour la vérité, serait évidemment fausser le raisonnement. La vérité, en effet, se fait long-temps attendre dans les sciences, et ce n'est pas à la morale seule à se plaindre de ne pas la trouver plus souvent. La physique et la chimie véritables datent d'hier ; la seconde, sutout, a été entièrement inconnue aux Anciens. Il n'y a pas même un désavantage si grand attaché à cette variété de descriptions sur le même fait, et il y a le même avantage dans un cas particulier d'épidémie, que celui qui résulte pour la science entière, de l'existence de plusieurs systèmes qui, chacun, représentent un des grands faits qui la constituent; c'est, du reste, de cette manière que les systèmes servent la cause de l'observation, qu'au premier abord ils semblent avoir désertée. C'est en effet dans l'étude des épidémies que l'esprit systématique apprend à soumettre ses dogmes les plus révérés au creuset de l'expérience. Invoquer dans ce cas des principes exclusifs, c'est sortir volontairement du rang des médecins observateurs. On peut défier tous les théoriciens de nous rendre raison, les uns par leur dichotomie, les autres par leur ferment; ceux-ci par la mécanique, ceux-là par les calculs, de l'infinité de formes qu'une épidémie nous présente, de la diversité d'états morbides que l'étude comparée des affections populaires nous décèle; de la puissance spontanée de l'organisme à les développer ; de leur apparition inattendue, comme de leur marche insolite; des effets de la contagion comme de sa nature; des atteintes aussi subites que profondes, par lesquelles une affection épidémique tue sur le champ ; de ces états morbides qui, incapables de produire un acte de réaction salutaire, ne laissent pas même à l'individu le temps de se sentir malade (la peste de 1795 et 1696, à Londres, en est un exemple); du privilége attaché à certaines personnes comme à certaines classes, d'être épargnées au milieu des ravages de la contagion. Le médecin systématique, qui voit, en effet, que dans une épidémie tous ces faits ne peuvent pas cadrer avec sa théorie, se voit, en dépit de lui-même, forcé d'en agrandir le cercle; semblable au naturaliste qui, tout étonné de voir une nouvelle production ne pas se classer dans ses divisions, se voit forcé d'en augmenter le nombre, sous peine de la rejeter. Il ne faut pas, du reste, s'étonner de cette diversité de description, sur la même histoire épidémique, pas plus qu'en entrant dans une école de peinture, on ne s'étonne de voir un seul modèle fournir matière à une foule de copies très-différentes entr'elles, mais ressemblant à l'original sous le point de vue dont elles réfléchissent l'image. Nous pourrions combattre de même beaucoup d'objections que nous sentons pouvoir être faites, et à notre question elle-même, et à la manière dont nous l'avons traitée : passons-les pourtant sous silence ; nous empiéterions, peut-être, sur la tâche réservée à nos honorables compétiteurs·

Avantages que la Médecine-Pratique a retirés de l'étude des Constitutions médicales et des Épidémies, sous le rapport du traitement et de l'anatomie pathologique.

18.° La thérapeutique, ce couronnement des études, comme de la pratique du médecin, est aussi le moyen qui lie les parties en apparence les plus opposées de la science médicale ; source de l'empirisme, c'est elle-même qui l'unit à la médecine du dogme, puisqu'en définitive c'est à elle à nous éclairer sur la validité des principes que cette dernière a pu lui imposer. En effet, tant que le médecin n'est encore qu'à la détermination de l'affection, il n'a fait, au plus, qu'interpréter la nature. La thérapeutique seule est en droit de l'interroger, elle seule peut nous dire si nous l'avons comprise.

Une des grandes considérations qui se présentent, quand on envisage ce sujet d'une manière tant soit peu philosophique, c'est la réussite plus ou moins facile de certaines méthodes de traitement employées aux différentes époques des épidémies ; observation qui vient à l'appui de ce que nous avons établi sur l'utilité de considérer l'ensemble des maladies individuelles, comme une affection en grand ; ne considérant, pour ainsi dire, les masses que comme un grand individu qui en est atteint. Les annales de notre art ne manquent pas de faits qui démontrent l'utilité-pratique de l'application de ce principe. M. Dalmas, médecin des hôpitaux aux colonies, assure avoir vu dans la fièvre jaune les vésicatoires, utiles au commencement et vers la fin de l'épidémie, devenir nuisibles quand elle était à son *maximum* ; appliqués dans ce cas, ils pécipitaient la dissolution humorale ; et si parfois leur influence était assez grande pour calmer le vomissement ; si le malade sentait sa tête plus dégagée, les yeux moins injectes, etc. ; si enfin, un léger espoir venait à renaître, alors même la maladie ne parcourait pas moins ses périodes, se terminant souvent par la mort.

Les méthodes thérapeutiques ont pu recevoir, par leur application aux divers cas de maladies populaires, une véritable confirmation de leurs principes Sthall et tous les observateurs ont eu lieu de remarquer la propension de la nature à des crises spontanées dans certaines maladies exanthématiques ; aussi c'est en imitant cette propension, que Sydenham et Freind établissent d'une manière incontestable l'emploi des purgatifs dans certaines éruptions. Le professeur de Hale, dans la description qu'il nous donne de l'épidémie des petites-véroles, en 1700, nous assure que les évacuations alvines, même fréquentes, ne furent jamais de mauvais présage. On sait, au reste, que depuis l'époque de Sydenham, c'est à la nature que l'on confie le soin de la guérison de presque toutes ces maladies; aussi c'est elle qui en recueille les honneurs. Cela n'empêche pas quelques médecins routiniers d'employer encore la méthode échauffante, ce qui produit, par exemple, ces sortes de rougeoles que Sydenham a décrites comme noircissant sous le régime indiqué. L'art, en effet, n'a dans ces cas tout au plus qu'à enlever les complications quand elles se présentent; mais l'emploi des évacuans mérite alors des attentions toutes spéciales, leur action, souvent perturbatrice, pouvant fort bien déranger la série des mouvemens que la nature prépare pour l'éruption, ou produisant sur le tube digestif une action révulsive quand elle s'est faite : double écueil à éviter, et que l'observateur ne doit pas perdre de vue. C'est, sans doute, sur des observations de cette nature, c'est-à-dire, sur la liberté qu'il faut laisser à l'économie, une fois qu'elle est occupée d'un travail spécial, qu'est fondé le précepte d'Hippocrate, de s'abstenir de purgations pendant les jours caniculaires, le travail de la peau, pendant ce temps, pouvant fort bien être dérangé. Il est bon pourtant de faire observer que ce précepte pouvait mieux s'appliquer aux Anciens, qui ne faisaient usage que de purgatifs très-forts; il ne peut pas chez nous s'étendre à tous les cas de la pratique, puisque nous pouvons faire usage de purgatifs si doux, qui ne détournent la nature d'aucun travail, quand on les administre avec les conditions requises.

C'est par cette tendance de la nature à terminer elle-même les maladies , que l'on peut connaître le genre d'évacuations ou de crises qu'elle affectera de préférence , selon le règne de telle ou telle constitution. C'est ainsi que les crises les plus fréquentes de l'automne , ou bien d'une constitution qui aura de l'analogie avec cette saison , sont, en général, les évacuations alvines ; et c'est bien sur cette observation , qu'Hippocrate a établi son aphorisme si éminemment pratique : *Poussez les matières à évacuer dans la direction qu'elles affectent et par des issues convenables.* Ces évacuations , bien étudiées, rendent compte souvent d'une foule de guérisons spontanées dans les épidémies. Les exemples se trouvent en foule dans celles d'Hippocrate, exemples d'autant plus convaincans , que, dans tous ces cas , la nature a été presque abandonnée à ses propres ressources, nos progrès en thérapeutique , et nos richesses pharmaceutiques ayant souvent pour but de faire avorter une maladie qui , sans aide , viendrait bien à terme de guérison , quoique d'une manière trop lente. La troisième constitution , en effet, fait voir une foule de cas où les évacuations alvines ont jugé des fièvres ardentes survenues à Thase pendant l'automne. Héraclide, qui logeait chez Aristocide , fut sauvé après un flux de ventre qui suivit une grande hémorrhagie. Hippocrate , avec son habi-

l'été ordinaire, oppose de suite à cet exemple celui
du domestique de Phanagoras, qui mourut, faute
d'aucun de ces mouvemens salutaires. La dysenterie, comme opération critique, sauva Mylus, ainsi
que le fils d'Ératon. Ces observations, du reste,
et la méthode expectante qu'elles consacrent, et
dont nous sommes redevables à l'étude des épidémies, sont d'autant plus profitables, que c'est en
les consignant avec soin, qu'on a pu, par l'imitation
de la nature, s'élever jusqu'à la conception de
nos méthodes de traitement artificiel.

Ce qu'on a observé pour les saisons, a été incontestablement établi pour les climats *nec enim omnia
loca eadem ferunt auxilia quod ex aere ambiente
similia non sint omnia;* précepte du père de la
médecine, qui explique suffisamment la variété
que les climats apportent dans le travail des crises,
comme dans l'action des médicamens. C'est à elle
aussi à nous expliquer pourquoi les peuples du
Nord usent de certains remèdes que nos médecins
méridionaux n'emploient qu'avec réserve. Pourquoi
les observateurs des régions froides ont-ils été les
premiers à employer les substances les plus redoutables, telles que l'aconit, la ciguë et l'arsenic?
Comment se fait-il que certaines crises soient plus
familières à certaines contrées qu'à d'autres? Les
sueurs, par exemple, aux pays chauds, les dépôts
à ceux d'une atmosphère brumeuse et humide,
cette influence enfin du climat, pourraient peut-être

nous éclairer sur la présence de certains symptômes
particuliers, et qui ayant apparu dans une épidémie, ne se sont pas montrés dans une autre de
même nature : les aphtes étaient tantôt symptomatiques, tantôt critiques dans la maladie de Gœttingue, tandis que Sarcone n'en fait pas mention
pour celle de Naples.

Cette action des climats, mais surtout des saisons, pour le traitement des maladies épidémiques, s'est bien fait sentir, au rapport de Wagler,
sur celle qu'il a décrite à l'arrivée du printemps
et dans le règne surtout du nord-est. C'est aussi
alors qu'il fallut combiner la saignée avec le traitement généralement adopté pour la maladie.
L'histoire XII est citée comme un des exemples qui peuvent le mieux servir à confirmer
cette idée; l'historien intitule la maladie, *fièvre
muqueuse aiguë inflammatoire;* elle survint, à dire
vrai, quand l'épidémie avait déjà passé *à une sorte
de malignité, se compliquant d'un état inflammatoire résolutoire,* pour me servir de ses expressions
mêmes. Il est douteux cependant, comme nous
l'avons déjà fait remarquer, que cet état dût com-
porter la saignée, malgré les douleurs pongitives
de la poitrine, et il est à craindre que, dans ce
cas, comme dans bien d'autres, Wagler n'ait pris
des caractères propres tout au plus à la forme des
fluxions de poitrine, que la maladie essentielle revêtait alors, pour des signes de véritables irritations

inflammatoires ; le délire, qui survint le lendemain
de la saignée (observation XII déjà citée), pourrait bien servir de preuve à notre manière de voir ;
cette influence, du reste, que les saisons exercent
et qui forcent à y adapter le traitement des maladies, n'est nulle part si bien établie que dans le
règne de la petite-vérole ou de la rougeole, et c'est ce
tact à deviner l'action dominante de chacune de
ces influences des épidémies, par exemple, sur
les intercurrentes ou à l'inverse, qui constitue le
grand observateur. Aussi voyons-nous Stoll, quand
la fièvre catarrhale domine et que des rougeoles se
présentent, traiter la première de ces maladies sans
trop s'inquiéter de la seconde, administrer les
éméto-cathartiques, comme les purgatifs, et n'avoir
qu'à s'en louer ; et, contradictoirement, employer
largement la saignée quand la même maladie (la
rougeole) apparaissait sous le règne d'une constitution inflammatoire. Ceci, pour le dire en passant,
confirme ce que nous avons déjà noté sur le mode
d'interpréter les faits médicaux, quand une fois
ils ont été diversement expliqués ; sur le *criterium*
dont il faut se servir pour démêler la vérité quand
elle se montre sous les apparences les plus trompeuses ; c'est l'unique manière de bien les étudier,
car une opposition n'est pas une contradiction.
Ayez présente à l'esprit cette manière concilia-
trice, et vous expliquerez les diverses opinions sur
la nature de la rougeole, aussi-bien que sur celle

de la scarlatine; peu de questions cliniques, du reste, échapperaient à cette vérification.

Dans la médecine-pratique, on peut considérer deux opérations qui se servent de contre-épreuve l'une à l'autre; le médecin, en effet, qui dans un cas individuel est parvenu à faire choix d'une méthode de traitemens, guidé en cela par la détermination de la maladie, a encore une contre-épreuve à attendre dans le résultat bon ou mauvais des moyens qu'il vient d'employer: semblable au mathématicien, il peut, par une seconde opération inverse, pour ainsi dire, de la première, confirmer ou infirmer la validité de ses jugemens. C'est dans ce sens qu'on doit entendre l'assertion, *que le traitement des maladies montre leur nature.* Les méthodes analytiques sont celles qui se prêtent le plus à cette sorte de vérification, vu que la détermination des cas où elles doivent être employées est un de ceux qui supposent le plus de sagacité dans l'esprit du médecin. C'est qu'en effet, *si l'expérience ne peut servir de guide, il faut bien de toute nécessité chercher à découvrir des indications, dit M. le professeur Lordat.* Cette méthode, en effet, toute difficile qu'elle est, appliquée surtout à ces sortes d'états morbides, où le désordre est tel qu'il est extrêmement difficile de reconnaître comme de classer les états élémentaires, a reçu pourtant une belle application à la fièvre jaune par le professeur Berthe, et il a démontré, par une méthode sévère

d'exclusion, combien était vain l'espoir de compter
sur les forces de réaction de la part de la nature
quand elle était épuisée par la maladie : combien,
d'un autre côté, on était éloigné de pouvoir attendre
la découverte d'un moyen *spécifique*, ce qui le con-
duisit naturellement à n'employer que la méthode
analytique, et tout le monde sait que son ouvrage
sur la fièvre-jaune est un modèle en ce genre. Les
travaux de ceux qui, après lui, ont étudié ce terrible
fléau, n'ont pas de beaucoup avancé son traitement.
Le sulfate de quinine paraît avoir été utile dans
quelques cas à la dernière épidémie de Barcelone,
quoique M. Fodéré élève des doutes sur l'efficacité
de ce moyen.

Un des emplois le plus remarquables qu'on ait
faits de la méthode analytique de traitement, c'est,
sans contredit, dans l'application aux fièvres intermittentes pernicieuses; c'est Barthez lui-même qui,
par une étude approfondie des épidémies de ce
genre, aussi-bien que par sa propre expérience, en
a fait l'application la plus heureuse. L'attention de
l'observateur est d'autant plus éveillée par ces fièvres, qu'elles deviennent promptement funestes,
plutôt par la prédominance d'un symptôme, que
par des désordres qui tiennent à la fièvre elle-même;
c'est ainsi qu'on a fait autant d'espèces de ces affections qu'on a eu occasion d'observer de ces symptômes, qui, par leur gravité, mettent les jours du
malade en danger.

9

Barthez, il est vrai, a plus particulièrement étudié celles qui sont caractérisées par un état spasmodique alarmant ; aussi, par la savante analyse qu'il en a faite, il nous a donné le pouvoir de dompter l'accès lui-même par l'administration de l'opium. Avant lui la thérapeutique, riche déjà des excellens travaux des médecins d'Italie et d'Angleterre, sur les intermittentes pernicieuses, pouvait d'autant plus facilement empêcher le retour des accès, qu'il était démontré jusqu'à l'évidence, que l'unique moyen était l'administration du spécifique. Barthez fit un pas de plus dans la science, et c'est à l'aide de l'analyse thérapeutique qu'il parvint à trouver un moyen de maîtriser l'accès lui-même. On nous dira, sans doute, que nous ne possédons pas encore de moyens à opposer, quand le symptôme prédominant n'est pas le spasme ; incontestablement, nous n'avons pas encore trouvé tous les moyens qu'il nous faut dans le traitement de ces affections ; et sans nier que des symptômes, comme le choléra-morbus, les attaques d'apoplexie, puissent aussi-bien prédominer, puisque Welfort a vu, en 1727, une épidémie d'intermittente pernicieuse, où à chaque printemps les malades tombaient dans une apoplexie qui marquait le paroxysme, il faut pourtant convenir que le symptôme de spasme est celui qui, indépendamment de sa fréquence, complique le plus dangereusement la maladie.

La méthode de Torti, celle qui consiste à employer le *spécifique* à haute dose dans les intermittentes pernicieuses, a dû aussi nous éclairer sur la filiation naturelle qui existe entre ces maladies et les intermittentes simples; car, indépendamment du génie ou caractère d'intermittence qui leur est commun, le traitement, plus que toute autre considération, vient nous révéler l'affinité qui existe entr'elles, et c'est encore un des cas où la médecine pratique se voit forcée de corriger les classifications les mieux conçues. M. Pinel, cet illustre nosographe de notre époque, ne considérant le type intermittent que comme accessoire aux maladies, a placé les intermittentes pernicieuses dans la classe des ataxiques. Mais on sait que si le quinquina convient dans cette dernière fièvre, ce n'est jamais que comme tonique, tandis qu'il n'est jamais employé dans les intermittentes simples comme dans les pernicieuses, qu'à titre de spécifique.

L'étude des épidémies et des constitutions a eu une influence marquée sur la connaissance de ces fièvres, des états qu'elles compliquent, aussi-bien que de l'emploi qu'on doit faire des diverses méthodes. C'est qu'en effet les intermittentes simples peuvent s'allier à une foule d'autres affections. L'état inflammatoire n'est pas, à dire la vérité, un de ceux qui se présentent avec le moins de fréquence; c'est même lui qui le plus souvent décide de la continuité de la fièvre, surtout si l'on n'a pas eu la pré-

caution de faire précéder le quinquina par les
émissions sanguines. Les observations de Pringle ,
d'Huxham et de tant d'autres , sont un témoignage
irrécusable, et c'est alors que l'habileté du médecin
consiste à pouvoir reconnaître lequel des deux
élémens enchaîne l'autre sous sa dépendance.
Sarcone , surtout, a eu lieu d'observer de ces sortes
de péripneumonies avec intermittence , où le peu
d'intensité du *rigor* laissait présumer que l'intermittence , dans ces cas, tenait à un état inflammatoire
qu'il fallait calmer par les saignées , et non pas
exaspérer par le quinquina. C'est , du reste , en
faisant bien attention à ces complications , que l'on
peut se rendre compte de la variété des traitemens
employés à Naples , et auxquels les succès ou les
insuccès paraissaient également attachés.

Nous pouvons en dire de même pour les fièvres
bilieuses qui revêtent souvent la forme pléthorique,
même celle des gastro-entérites. L'épidémie décrite
par Sydenham , pour l'année 1661 , peut servir
d'exemple pour le premier cas, et l'on sent les modifications auxquelles le traitement doit se plier
dans ces occasions ; mais si , conduits par ce
même principe , on voulait administrer les toniques quand quelques signes d'adynamie viennent se
joindre à l'affection bilieuse , on pourrait com-
mettre des erreurs , et c'est ici le cas de faire grande
attention à l'état des forces qui sont plutôt op-
primées que résolues ; il n'est pas pourtant im-

possible de trouver la faiblesse radicale comme
complication. L'épidémie de Vienne de 1789, en
est entr'autres un exemple.

Les maladies typhoïdes auxquelles il faut toujours
revenir, comme type de celles qui revêtent le caractère épidémique, confirment tout ce que nous venons de dire. C'est qu'en effet les autopsies ont
toujours démontré, dans ces sortes de fièvres, des
états locaux inflammatoires qui ont été, ou trop
négligés par les uns, ou regardés comme *exclusivement* importans par les autres. Il est question,
d'après cela, de savoir si ces états doivent être
traités, ou par les toniques, ou par les antiphlogistiques. Ceux qui ont admis une peste essentiellement inflammatoire, ont, sans contredit, trop
accordé à l'emploi de la saignée. Samoïlowitz peut
être rangé dans la catégorie opposée ; il est évident pour nous que tout gît ici sur l'emploi de ces
moyens aux diverses périodes de l'affection. Et si
tous les observateurs s'accordent à regarder les
épistaxis, par exemple, comme utiles au commencement de la maladie, il nous semble que tous
auraient dû tomber d'accord sur l'utilité des émissions sanguines pratiquées dans cette période. Les
exemples qui le prouvent ne sont pas rares, et pour
n'en citer qu'un dans l'épidémie qui régna en Bel-
gique, en 1274, la saignée était nuisible et même
mortelle, si on la faisait après le troisième jour.
On n'ignore pas, du reste, que Baillou l'a appelée

meurtrière dans une épidémie de typhus, accompagnée de péripneumonie maligne.

N'oublions pas de noter, avant de terminer cet article, combien les systèmes qui ne voient l'objet qu'en profil, sont éloignés de pouvoir nous rendre un compte raisonné de tous ces faits : en réalité, un des plus grands inconvéniens qui accompagnent ces sortes de vues incomplètes de la science médicale, c'est de négliger la considération des grandes influences des saisons, des constitutions, etc., qui seules peuvent nous rendre raison de l'uniformité des phénomènes dans les maladies populaires. C'est l'inconvénient qui résulte de ne s'attacher qu'à des considérations secondaires comme l'état physique, chimique ou mécanique du corps : et pour ne pas faire perdre à ce genre de causes le rôle incontestable qu'elles jouent dans la production des maladies, il faut nécessairement ne pas leur donner une importance exclusive, et surtout il faut bien se garder de transformer en cause primitive ce qui n'était au plus que le résultat immédiat d'une prédisposition générale. C'est alors qu'on explique les succès de tous les praticiens par des moyens différens appliqués à des épidémies de même nature. C'est alors qu'on comprend que le même moyen ait pu réussir au même médecin, pendant toute une épidémie ; c'est alors, enfin, qu'on se rend raison pourquoi les diverses méthodes de traitement employées à Naples parvenaient à guérir la même maladie ; pourquoi le quinquina ne réussit à Ramazini qu'une année après avoir obtenu des succès par le même moyen et dans les mêmes maladies ; pourquoi dans les épidémies de 1661 jusqu'à 64, le vomitif était un excellent moyen à employer d'après Sydenham, tandis qu'administré dans la même période en 1666, il donnait les plus fâcheux résultats ; pourquoi les mêmes purgatifs n'ont pas toujours réussi à Rœderer et à Wagler : c'est alors enfin qu'on voit pourquoi Sydenham avait raison de dire, dans l'ignorance où l'on est au commencement d'une épidémie de la nature de la prédisposition produite par les causes générales, *quâ methodo currente anno ægrotos liberaveris, eadem ipso anno vertente forsitàn e medio tolles.* Voilà pourquoi, tant Hippocrate que tous les grands observateurs des épidémies, ont donné le conseil de se tenir en expectation au début d'une affection populaire, et tout au plus de tâtonner quelques moyens pour essayer leurs effets, pouvant appliquer à cette expection les paroles suivantes de Bacon : *Hoc autem experientiæ genus nihil aliud est quam mera palpatio, quali homines noctu utuntur omnia pertentando, si fortè in rectàm viam incidere detur.*

19.º L'illustre chancelier d'Angleterre a énoncé une vérité éternelle, quand il a dit, que « tout ce » que l'homme ajoute à ses connaissances, il » l'ajoute aussi à sa puissance. » D'où il est facile de conclure que plus nos moyens d'investigation seront multipliés, et plus nous augmenterons la somme des idées médicales, aussi-bien que de nos moyens thérapeutiques. Si les faits avaient entr'eux une liaison nécessaire, si toujours, à la vue de l'un, on pouvait déduire l'autre ; si le premier n'était, en toute circonstance, que le précurseur du second, notre tâche serait facile et le but définitif des sciences accompli. Tous les médecins savent combien il en arrive différemment dans la science qui nous occupe, et c'est, sans contredit, à cette absence de liaison *nécessaire* entre les phénomènes, qu'on peut attribuer les opinions contradictoires qui règnent encore sur l'anatomie pathologique. Les uns vous disent : *Souvent elle ne confirme pas ce que l'étude des symptômes avait fait pressentir ; donc si la liaison entre les symptômes et les altérations organiques n'est pas constante, à quoi servirait cette science qui se promettait de nous la révéler toujours.* Vous entendrez les autres : *Si vous n'apercevez toujours la lésion, ou bien si dans celle que vous rencontrez, vous ne trouvez pas la raison suffisante des symptômes ; c'est que le fil conducteur vous a échappé, ou bien que vous n'avez pas saisi l'enchaînement entre les symptômes et les altérations. Si, du reste, aujourd'hui elle est inaperçue, demain peut-être elle ne le sera plus ; et les progrès de la science doivent nous les montrer. Nous avons trouvé des lésions*

*capables de nous expliquer des phénomènes , qui ,
jusqu'à ce jour , avaient passé comme inexpli-
cables par le secours de l'anatomie.* Il est facile
de démêler dans ces deux énoncés la part de la
vérité et celle de l'exagération. Certes, s'il fallait
rejeter tous les moyens d'investigation qui ne nous
révèlent pas toujours les mêmes faits , s'il fallait ne
consulter que les méthodes qui peuvent toujours
nous montrer une liaison constante entre les phénomènes , que deviendrait l'étude même des causes ,
des symptômes , des signes des maladies ? Y a-t-il un
seul de ces moyens qui , à lui uniquement , puisse
nous mettre dans la confidence de tout ce qu'il
nous intéresse de savoir sur l'étude des affections ?
Y a-t-il eu toujours un rapport nécessaire entre
une cause et la maladie qu'elle produit ? Ce rapport existe-t-il si l'on étudie les symptômes ? La
même maladie montre-t-elle toujours la même phy-
sionomie à l'observation ? Les maladies les plus
différentes ne se masquent-elles pas sous les mêmes
apparences symptomatiques ? Il faut donc que les
partisans de la première opinion puissent se résoudre ou à abandonner l'étude de l'étiologie , de la
séméiotique , ou à admettre comme un moyen de
plus celle de l'anatomie pathologique. Les partisans
de la seconde opinion ont fortement raison d'avoir
foi dans l'avenir , d'étaler les faits précieux que
l'anatomie pathologique a découverts depuis qu'on
la cultive avec zèle et persévérance , de vanter les

révélations qu'elle nous a faites sur les maladies
organiques, genre de lésion qu'elle éclaire de la
plus vive lumière ; de nous dire que c'est une
science qui naît, qui se forme, et dont nous pouvons attendre les plus beaux résultats. Ils pouvaient
aussi ajouter que son utilité est incontestable,
quand même elle ne nous révèle pas tout, puisque
n'étant qu'un moyen entr'autres d'arriver à la solution du problème, on a écarté une chance d'erreurs
pour l'avenir, quand on est parvenu à établir que
dans tel et tel cas on ne doit pas consulter tel ou tel
moyen d'investigation, qui serait ou infidèle ou
insuffisant. Cela ramène notre attention vers d'autres moyens d'étude, qui, peut-être dans d'autres cas,
nous seront plus utiles ; mais ils ont tort de croire
qu'elle puisse nous rendre des services du même
genre pour toutes les maladies ; ils ont tort de
croire que certaines lésions vitales puissent jamais
être dévoilées dans leur cause par les lumières
que l'anatomie pathologique nous fournit, sous
peine de prendre le plus souvent les résultats de
la cause pour la cause elle-même, sous peine de
prendre des états locaux qui souvent ne sont que
le produit le plus simple d'une diathèse, pour
l'affection générale qui les a fait naître, comme on
prendrait, au lit du malade, un symptôme pour
la maladie, ou un simple épiphénomène pour
l'affection.

On a deviné, d'après ceci, les résultats que ce

moyen d'investigation nous aura donnés, une fois
appliqués à l'étude des maladies populaires, et l'on
peut dire ici ce que nous avons déjà avancé quant
au traitement de certaines affections, les typhoïdes
surtout. M. le professeur Ribes me paraît avoir bien
saisi cette concordance entre les états locaux et
l'état général, tant sous le rapport thérapeutique
que sous celui de l'anatomie pathologique. Nous cédons au plaisir de citer ses paroles (page 196 de son
ouvrage sur l'anatomie pathologique) : « L'analyse
» que nous conseillons, en classant les indications
» particulières et générales, établira qu'il n'y a pas
» un seul élément à combattre dans ces affections
» profondes ; que les lésions d'organes peuvent être
» diverses , et qu'il existe à côté d'elles quelque
» chose de plus que la nature a dompté seule
» quelquefois, malgré le médecin, qui n'a détruit
» que des élémens organiques plus ou moins dan-
» gereux ; la maladie étant ainsi simplifiée, on
» attaquera avec plus d'avantage, par des moyens
» généraux, ce *substratum* que l'état local ne rend
» pas à nos yeux, et auquel l'empirisme le moins
» raisonné ramènerait celui qu'une théorie exclu-
» sive n'aveugle pas. »

Les épidémies de typhus , de fièvre jaune et de
peste sont les meilleurs exemples à citer à l'appui
de notre assertion. Nous serions seulement em-
barrassés pour le choix des auteurs à nommer.
Sydenham , Sarcone, et tous ceux qui ont étudié

la fièvre jaune, nous confirment dans ces vérités.
Le principe de l'infection, en effet, ne reste pas
long-temps dans l'économie sans produire des
altérations locales ; nous avons déjà parlé de cette
remarque faite par Galien, que Chirac confirma après
dans l'épidémie de Rochefort de 1694, quoique
ces deux auteurs, surtout le dernier, aient pris la
réaction inflammatoire pour l'état morbide lui-
même. Parfois, le miasme introduit dans l'organisme, tue sur-le-champ, sans laisser plus de temps
à la réaction ordinairement inflammatoire, qu'une
goute d'acide hydro-cyanique ne la permet chez un
animal auquel on l'a appliqué sur les lèvres ou à
la conjonctive : ouvrez alors les cadavres, et si
vous êtes étonnés de ne pas trouver les causes de ces
effets désastreux, vous serez obligés de dire que
l'altération organique n'était pas une condition *sine
qua non* pour produire la mort; que celle-ci peut
arriver dans quelque cas par des altérations d'une
autre espèce ; que les causes agissent sur l'organisme, non-seulement en plus ou en moins, mais
encore en le *dénaturant*, comme disait le célèbre
Bichat, ce qui vous conduit à admettre une différence essentielle entre des états morbides : existence
qui est alors d'autant mieux établie, que c'est l'a-
natomie pathologique qui vous donne les prémices
pour tirer la conséquence. Ceci prouve, du reste,
quelle dépendance existe entre toutes les questions
médicales, dépendance qui est bien marquée dans le

sujet lui-même dont elles s'occupent, et qui fait qu'en voulant traiter d'un point spécial, on s'aperçoit bientôt qu'il faudrait connaître la science tout entière.

Une chose pourtant bien digne de remarque, c'est que dans les cas mêmes où l'on a trouvé après la mort des signes évidens d'une irritation inflammatoire portée au dernier degré, les traitemens les plus antiphlogistiques ne sont pas venus à bout d'arrêter ce qu'on supposait être la véritable maladie : ce traitement calmait bien les symptômes de la première période ; mais il devenait nuisible employé après le troisième jour. Les épidémies de Modène, décrites par Ramazini, aussi-bien que celles dont Fracastor nous a transmis l'histoire, peuvent servir de preuve relativement aux fièvres typhoïdes : dans l'épidémie de Pise, en 1661, décrite par Borelli, et dans laquelle les fièvres bilieuses furent très-fréquentes, la saignée était mortelle, quoique l'autopsie montrât des inflammations dans le tube digestif. N'oublions pas de remarquer que s'il fallait se tenir dans ces cas aux seules lumières de l'anatomie, nous serions forcés d'admettre une conséquence que les partisans les plus éclairés de l'anatomie pathologique ne voudraient pas recevoir eux-mêmes ; savoir, que toutes les maladies, fièvres bilieuses, fièvre jaune, typhus, etc., étaient de la même nature, puisque les altérations trouvées ont été les mêmes.

Si l'on est parfois étonné, à l'ouverture des

cadavres, surtout dans les maladies pestilentielles, de ne pas trouver les causes évidentes de la mort, on ne l'est pas moins souvent quand on y voit bien des traces de transformation organique, mais dont le degré peu intense ne pouvait pas fournir une cause suffisante de mort. Sarcone en cite plusieurs exemples, et Wagler nous en a de même conservé quelques-uns dans son beau travail sur les fièvres muqueuse : prendre dans ces occasions le résultat organique pour la cause de la mort, après avoir exigé ailleurs un degré déterminé d'altération dans les tissus pour la produire, c'est se placer dans l'alternative, ou d'avouer que les petites désorganisations peuvent produire des effets aussi funestes que les plus grandes, ou de convenir que, dans ces cas, c'est la lésion vitale qui doit être seulement accusée de l'événement : la mort est arrivée alors avant que l'affection essentiellement vitale eût le temps de bien produire le dérangement organique.

L'étude des épidémies peut d'autant plus éclaircir ces points obscurs, que dans le règne d'une affection populaire, on peut faire des autopsies sur des individus morts à différentes époques, tant de la maladie que de l'épidémie elle-même.

Parfois l'affection ayant eu tout le temps de parcourir les périodes, a eu aussi celui d'achever le contre-coup porté aux appareils organiques, et la mort, dans ces occasions, peut être un résultat

complexe de l'une et de l'autre cause : on lit ainsi
avec fruit les altérations des membranes muqueuses
produites par l'affection dont Rœderer et Wagler
nous ont laissé l'histoire, et nous devons dire que
ce genre d'altération n'a été bien étudié que par
eux. Les follicules appelèrent leur attention par un
état muqueux spécial, aussi-bien que par le développement excessif de leur cavité : un enduit de
mucosité revêtait toute la membrane, à commencer
par la langue, suivant le trajet de l'œsophage, se
continuant dans l'estomac et finissant aux instetins.
Il est à regretter que ces excellens observateurs aient
séparé, d'une manière si tranchée, ces genres de
recherches de l'histoire des maladies pendant la vie;
et si l'esprit ne reste pas satisfait en voyant des
histoires des maladies incomplètes, vu l'absence des
nécropsies, on est peiné, d'un autre côté, de voir
dans leur excellente histoire, la dernière partie
tout entière consacrée exclusivement à des histoires
de nécropsies, que les détails de la maladie ne pré-
cèdent pas.

L'étude des épidémies, sous le rapport où nous
le considérons dans ce moment, a été fort utile
dans les cas où l'événement funeste a pu être raisonnablement attribué à une idée fausse sur la
nature de la maladie : présomption que la nécropsie
est venue confirmer après. Et tout le monde sait
l'influence qu'un fait de ce genre exerça sur la
conduite médicale de De-Haën, et le dédain qu'il

acquit depuis lors pour l'émétique. Les *éphémérides* de Stoll renferment plusieurs faits qui montrent surtout, par les résultats du traitement et l'observation de l'auptosie, combien ce célèbre praticien s'était quelquefois laissé entraîner par ses vues sur les *diathèses bilieuses.* Ce serait manquer de justice envers l'école physiologique moderne, surtout à l'égard de quelques-uns de ses membres les plus distingués, que de passer sous silence le service qu'elle a rendu à l'art, fixant l'attention sur un genre de phénomènes (les inflammations) qui ouvrent, pour ainsi dire, la porte à presque tous les actes morbides, à peu près comme la sensibilité à tous ceux de l'état physiologique.

On sent combien il serait facile de s'étendre longuement sur un sujet que la nouveauté même rend plus piquant. Science, en effet, qui est née de nos jours, l'anatomie pathologique est peut-être destinée à faire de grands progrès avant la fin de notre époque, si elle continue surtout à être cultivée dans l'esprit de sagesse qu'on veut lui assigner. Il a suffi pourtant des légères remarques que nous venons d'esquisser pour s'apercevoir de son importance; pour nous faire connaître que dans l'étude médicale, il ne suffit pas de prendre le point de départ dans les faits, il faut encore ne pas les abandonner dans la marche ; la route d'une science ne doit être échelonnée que par les faits eux-mêmes, c'est à eux à tracer le sentier, et il ne faut pas se contenter de les trouver au départ ni au terme du voyage ; il faut toujours tâcher de les avoir sous la main, pour revenir sans cesse des faits aux conséquences, et de celles-ci encore aux faits; c'est l'unique moyen d'éviter une des sources les plus fécondes des erreurs, et que Bacon a si bien signalées, en disant : *Error est impatientia dubitandi et cæca festinatio decernendi absque debitâ et adultâ suspensione judicii.*

Toutefois, avant de terminer, nous n'avons pas cru pouvoir nous dispenser de toucher une question de haute philosophie médicale, savoir : si, comme des écrivains distingués l'ont prétendu, les épidémies entrent dans le plan de la nature ; si elles ne surviennent que lorsqu'un excédant de population doit être éliminé. J'avoue que mon faible regard n'atteint pas une question placée si haut dans la sphère philosophique. Tâchons au moins d'en dire un mot. C'est un fait avéré que les temps de barbarie sont les plus féconds en maladies pestilentielles. Ce sont toujours les peuples sauvages ou dégénérés qui nous ont transmis les plus fatales des contagions; la peste, la petite-vérole, la fièvre jaune en font foi. Les maladies de cette nature étant plus fréquentes encore chez ces peuples, on voit qu'elles s'adoucissent considérablement chez les nations civilisées : or, d'un autre côté, la population augmente et s'accroît au sein de la civilisation. Ce sont des propositions qui aujourd'hui

répondent à des principes incontestables ; si donc
les épidémies devaient être un remède, une espèce
d'évacuation, une saignée à la pléthore produite
par la population, c'est au sein de la prospérité
des États, que nous devrions les voir régner,
s'étendre, se propager, suivre enfin elles-mêmes
la marche progressive de la civilisation, comme
remède à l'excédant de population qu'elles peuvent
produire. On sait, du reste, que la civilisation se
pose à elle-même une limite ; on sait, en effet, et
l'expérience des États-Unis le confirme, qu'avec une
abondance de terres fertiles, qui n'attendent que le
travail de l'homme et des lois justes et sages, et
un commerce qui attire les capitaux étrangers, la
population double en 25 ans, et que toutes les
autres causes de prospérité s'accroissent plus rapidement. Mais nous savons aussi, d'un autre côté,
que les autres causes de prospérités restant les
mêmes, ce progrès si rapide se ralentit cependant dès que la population a atteint un niveau
qui la rapprocherait de celui des autres États civilisés.

Voilà ce que j'avais à dire touchant *les avantages
que la médecine-pratique a retirés de l'étude des
constitutions médicales et des épidémies.* Aussi convaincu de l'élévation de la question que des qualités
qu'il faudrait pour l'aborder avec fruit, j'ai au moins
tâché de m'entendre avec moi-même : le doute
pourtant de n'avoir pas réussi me fait livrer cet
essai à la discussion avec crainte et timidité. Si

l'on venait cependant à me prouver que la manière
dont je l'ai conçue n'est ni la plus vraie ni la
plus philosophique, je m'empresserais toujours de
substituer dans mon esprit les vérités que la discussion peut faire naître, à la place des erreurs
de mon travail. Je ferai d'autant plus volontiers
cette substitution, que forcé de manier une
langue qui ne m'est pas familière, et de m'en
servir pour lier les faits, les comparer et trouver
l'identité des idées dans la variété même des
expressions, je ne serais pas toujours sûr de ne
pas m'égarer dans mes conceptions, aussi-bien
que dans leur expression écrite ou verbale. Ces
réflexions, qui ont une application spéciale à ma
position personnelle, inspirent une bien faible idée
de soi-même ; elles acquièrent surtout une très-
grande puissance, quand on porte la parole devant
une Académie composée de véritables juges.

FIN.

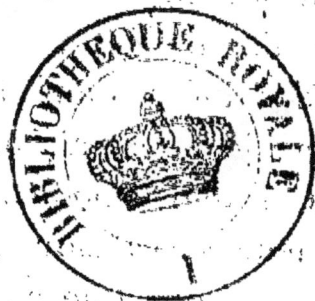